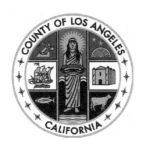 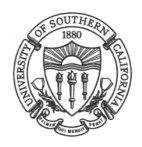

严重多发伤救治临床手册
美国南加州大学洛杉矶医学中心创伤中心
工作手册

主　编:[美]德米曲斯·德米曲埃狄斯(Demetrios Demetriades)

　　　伊丽莎白·本杰明(Elizabeth Benjamin)

主　译:吴京兰　王天兵

审　校:赵晓东

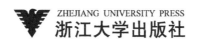

ZHEJIANG UNIVERSITY PRESS
浙江大学出版社

图书在版编目(CIP)数据

严重多发伤救治临床手册:美国南加州大学洛杉矶医学中心创伤中心工作手册 / (美)德米曲斯·德米曲埃狄斯,(美)伊丽莎白·本杰明主编;吴京兰,王天兵主译. —杭州:浙江大学出版社,2019.7(2024.7重印)

ISBN 978-7-308-19342-9

Ⅰ. ①严… Ⅱ. ①德… ②伊… ③吴… ④王… Ⅲ. ①创伤—治疗—手册 Ⅳ. ①R641-62

中国版本图书馆 CIP 数据核字(2019)第 148733 号

严重多发伤救治临床手册:
美国南加州大学洛杉矶医学中心创伤中心工作手册
主编:[美]德米曲斯·德米曲埃狄斯(Demetrios Demetriades)
　　　伊丽莎白·本杰明(Elizabeth Benjamin)
主译:吴京兰　王天兵
审校:赵晓东

责任编辑	张　鸽　代小秋
责任校对	季　峥
封面设计	雷建军
出版发行	浙江大学出版社
	（杭州市天目山路148号　邮政编码310007）
	（网址:http://www.zjupress.com)
排　版	杭州朝曦图文设计有限公司
印　刷	浙江新华数码印务有限公司
开　本	880mm×1230mm　1/32
印　张	6.25
字　数	157千
版印次	2019年7月第1版　2024年7月第2次印刷
书　号	ISBN 978-7-308-19342-9
定　价	39.00元

主　编：Elizabeth Benjamin, MD, PhD
　　　　Demetrios Demetriades, MD, PhD
编　者：Division of Trauma and Surgical Critical Care
　　　　Howard Belzberg, MD
　　　　Elizabeth Benjamin, MD, PhD
　　　　Subarna Biswas, MD
　　　　Eric Bui, MD
　　　　Damon Clark, MD
　　　　Demetrios Demetriades, MD, PhD
　　　　Brian Gavitt, MD
　　　　Daniel Grabo, MD
　　　　Kenji Inaba, MD
　　　　Lydia Lam, MD
　　　　Stefan Leichtle, MD
　　　　Tim Lee, MD
　　　　Kazuhide Matsushima, MD
　　　　Andrew Singleton, MD
　　　　Aaron Strumwasser, MD

　　　　Department of Medicine
　　　　Vito M. Campese, MD
　　　　Sarah Elsayed, MD
　　　　Antreas Hindoyan, MD
　　　　Jeffrey A. Kahn, MD
　　　　Ray Matthews, MD
　　　　Brad Spellberg, MD

　　　　Department of Pathology
　　　　Ira Shulman, MD

版权说明

　　《严重多发伤救治临床手册：美国南加州大学洛杉矶医学中心创伤中心工作手册》为美国南加州大学洛杉矶医学中心创伤中心内部工作手册，原英文版未经出版。本手册中文简体版经由Demetrios Demetriades MD PhD授权同意，由Demetrios Demetriades和Elizabeth Benjamin MD PhD作为主编，华中科技大学协和深圳医院吴京兰主任和北京大学人民医院王天兵副院长作为主译组织翻译，由中国人民解放军总医院第四医学中心赵晓东教授审校，并交由浙江大学出版社出版发行。另外，在翻译编辑出版过程中，根据中国医疗的具体情况，部分内容做了适当的调整或删改。

作者简介

Demetrios Demetriades 教授：博士，美国南加州大学洛杉矶医学中心大外科副主任，创伤与急诊外科主任，外科重症医学科（Intensive Care Unit，ICU）主任；美国创伤外科学会副主席；中国国际创伤救治联盟副主席。领导过研究项目 53 项，发表论文 525 篇，出版著作 8 部，参与编写专著 100 部。并分别于 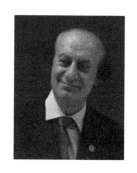 2011 年和 2013 年被美国外科学院、美国心脏病学会授予终身成就奖，被美国食品药品监督管理局（Food and Drug Administration，FDA）授予杰出服务奖，并获得美国最好外科医师称号。

主　译　吴京兰(华中科技大学协和深圳医院)

王天兵(北京大学人民医院)

译　者　(按姓氏拼音字母排序)

蔡　杰(华中科技大学协和深圳医院)

程新生(华中科技大学协和深圳医院)

黎锐发(华中科技大学协和深圳医院)

林进团(华中科技大学协和深圳医院)

刘　立(华中科技大学协和深圳医院)

索质君(华中科技大学协和深圳医院)

肖水明(华中科技大学协和深圳医院)

张海钢(华中科技大学协和深圳医院)

审　校　赵晓东(中国人民解放军总医院第四医学中心)

免责声明:本手册所含资料代表了美国南加州大学洛杉矶医学中心创伤中心的推荐意见。尽管本手册的资料来自于大量的临床经验,但仍不是唯一的救治标准。

译 序

目前,虽然医学创伤中心的建设在我国正如火如荼地进行,但有关严重多发伤规范化救治和术后处理的专业书籍还甚少。我院(华中科技大学协和深圳医院)自2015年以来,选派了30余名医护人员赴美国南加州大学洛杉矶医学中心创伤中心学习,深感其创伤中心规范化工作手册的实用性,因此组织人员进行了翻译。

本工作手册由美国创伤外科协会副主席、美国南加州大学洛杉矶医学中心(Los Angeles County and University of Southern California Medical Center, LAC＋USC)创伤中心主任Demetrios Demetriades教授和Elizabeth Benjamin教授主编,由华中科技大学协和深圳医院(南山医院)急危重症医学部创伤中心吴京兰主任率领创伤团队骨干成员共同翻译。本工作手册内容涵盖住院医师工作规范总则,创伤患者管理流程和规范,心脏相关问题的处理,呼吸相关问题的处理,肝脏相关问题的处理,肾脏相关问题的处理,创伤性脑损伤的处理等。其内容简洁明了,层次分明,实用性强,非常适用于严重多发伤及外科重症ICU患者。

本工作手册内容已经在美国南加州大学洛杉矶医学中心使用多年,并于2016年修订。

我相信这本工作手册对从事创伤救治和创伤ICU工作的年轻医生有非常好的参考价值,其对普通外科ICU的日常工作也有指导作用。

骆旭东

华中科技大学协和深圳医院(南山医院) 院长

2019年2月20日

目　录

第一章 住院医师工作规范总则

1. 入 院

◉ **在所有患者入住 ICU 后,接诊医师必须完成以下内容。**

✱ 与入院服务处沟通,获取患者的信息、诊断、护理计划和联系方式。

✱ 与首诊医护人员讨论,审核并适当修改有关医嘱。

✱ 询问病史,进行体格检查。

✱ 在入院 24 小时内,由主诊医师签名。

✱ 对于所有入院患者,在收治后,必须在 4 小时内与主诊医师(attending)、专科医师(fellow)或上级医师沟通。

◉ **联系患者家属,向其介绍重症监护病房的服务内容,并发放相关信息手册。**

✱ 每日在病程中记录患者病情进展,并由主诊医师签名。

◉ **确认并核实患者身份。**

✱ 如果患者为急诊入院,则初始身份可以标识为"无名氏"或"未经确定的"。

✱ 每日重新核实患者身份,直至确定患者身份(从患者或其法定代理人处获得)。

◉ 使用通用 ICU 知情同意书。

✿ ICU 知情同意书应包含 ICU 可能需要的所有常规操作（包括血管通路、治疗性支气管镜等）。

★ 在入院及出院时，均需签署药物治疗同意书。

2. 病历文书记录要求

◉ 每次进入病历系统均应签名，并记录日期和具体时间。

◉ 不能使用未经认可的缩写。

3. 坚持正确记录以下每项内容

◉ 每日疼痛和镇静评分。

◉ 每日预防措施的执行情况。

✿ 预防深静脉血栓/肺栓塞。

✿ 床头角度抬高＞30°。

✿ 预防消化性溃疡。

✿ 镇静治疗时的每日唤醒。

✿ 机械通气的脱机评估。

✿ 声门下吸引的应用。

✿ 评估营养。

✿ 核查药物。

✿ 核查微生物培养结果和抗生素的合理应用情况。

✿ 评估使用侵入性器械的必要性，如导尿管、肺动脉导管、中心静脉导管及动脉导管等。

✿ 控制血糖。

◉ 必须将所有操作及时记录在病历中。

◉ 需将家庭情况的变化记录在当日病历中。

◉ 在将患者转出 ICU 时，需要在转出时书写简要的转出记录。

◎在完成所有操作后,应及时书写操作记录,并记录操作指导者。

4.交　流

◎在将每位患者收住ICU后,必须在4小时内与主诊医师或上级医师讨论病情。

◎当患者病情发生新的变化,需要提升医护级别时,应立即联系主诊医师或者上级医师。

◎ICU团队、首诊团队、床边护士以及所有重要的会诊医师应该每天沟通,确保医护团队所有成员悉知每位患者的每日治疗计划和治疗目标。

✿在主诊医师带领下进行的多学科联合查房,应在规定时间内进行。比如美国南加州大学洛杉矶医学中心外科ICU三个病区的查房时间遵循以下安排。

★5A病区:周一8:00。

★5B1病区:周二8:00。

★5B2病区:周三8:00。

◎每天与患者家属沟通。

◎外科ICU电话沟通的要求如下。

✿礼貌地回答所有问题。

✿在接电话时,应当以帮助别人的心态和语气与之沟通。

✿即使回答不了患者的问题,也应告知其如何可以获得相应的信息。

5.感染控制

◎感染预防控制的标准措施如下。

✿在进出每个病房和床单元时,必须用含酒精的手消毒剂或肥皂(皂液)和流水洗手。

✿ 若患者可疑或被证实为艰难梭状芽孢杆菌感染,则必须用肥皂和流水洗手。

✿ 在接触患者或病床,处理血液或体液,或进行操作时,可能有血液或体液暴露风险,必须戴手套。

✿ 在对每位患者进行直接的诊疗后,应脱掉手套,洗手或用含酒精的手消毒剂消毒。

✿ 在接触患者的血液、体液后,应立即用肥皂和流水彻底清洗接触的手和其他皮肤表面。

✿ 不管衣物是否有可能被血液、体液污染,都应穿防水的隔离衣以保护自己。

✿ 不管眼、鼻、口是否可能被体液喷溅到,都应戴护目镜、外科口罩或全脸防护面罩。

✿ 在进行侵入性操作时,要求操作者穿隔离衣,戴手套、帽子、外科口罩、护目镜或防护面罩;其他所有工作人员必须戴帽子和外科口罩。

✿ 所有标本在运送时,都应装在塑料生物危害品袋内。

(张海钢)

第二章　创伤患者管理流程和规范

1. 知情同意书

- ◉ 所有进入 ICU 的患者，如果有可能需要有创血流动力学监测、中心静脉置管或持续较久的气管插管，那么都应在进入病房时签署通用 ICU 操作知情同意书。
- ◉ 通用 ICU 操作知情同意书应包括对以下操作的知情同意。
  - ✿ 尿管放置或更换。
  - ✿ 中心静脉置管。
  - ✿ 动脉导管置入。
  - ✿ 治疗性支气管镜应用。
  - ✿ 胸腔穿刺术。
  - ✿ 腹腔穿刺术。
  - ✿ Swan-Ganz 导管（飘浮导管）置入术。
  - ✿ 腹内压监测。
- ◉ 对于接受以下操作的患者，要求在通用 ICU 操作知情同意书的基础上，增加特殊知情同意书。
  - ✿ 气管插管。
  - ✿ 胸导管置入术。

✿气管切开术。

✿经皮内镜下胃造瘘术(percutaneous endoscopic gastrostomy,
　PEG)。

2. 有关操作的医疗文书

◉对所有患者,在进行每项操作前都应先核查以下信息。

✿知情同意书是否正确并已经签字。

✿操作类型是否正确。

✿核对患者信息,确定接受操作的患者是否是该患者。

✿操作部位(左/右)是否正确。

✿查对时,护士和操作者必须在场。

✿在电子病历上记录"已查对"。

◉在每项操作完成后,应书写医师操作记录。

3. 监　督

◉以下操作,要求在主诊医师或ICU的上级医师监督下进行。

✿气管插管。

✿气管切开术(开放式或经皮气管切开)。

✿经皮内镜下胃造瘘术(PEG)。

✿支气管镜检查。

✿Swan-Ganz导管(飘浮导管)置入术。

✿胸腔造口术(经肋间切开引流)。

✿胸导置管术。

✿动脉置管术。

✿中心静脉导管置入术。

✿胸腔穿刺术(经皮穿刺置管)。

✿腹腔穿刺术。

❋其他需要上级医师帮助的操作。

4. 中心静脉导管置入术

◉ 通用的指引

❋在对每例患者行中心静脉导管置入术时,均应使用中心静脉穿刺车。

❋所有的侵入性操作均应遵循严格的无菌操作原则。

　　★使用全身覆盖(最大无菌屏障)。

　　★用氯己啶溶液消毒皮肤。

❋限制病房中的人员数,参观者需戴帽子和口罩。

❋在行颈内静脉、股静脉置管时,应该将超声定位作为标准的方法。

❋在放置导管后,或锁骨下静脉、颈内静脉置管穿刺失败时,必须立即行X线胸片检查,以确定:

　　★有无气胸、血胸。

　　★导管位置是否正确。

　　★导管尖应在上腔静脉中,而不在心房中(如在心房中,则有发生心脏穿孔、心脏压塞的风险)。

❋在紧急抢救时,可以先放置中心静脉导管,无须X线胸片证实。

◉ 可能的并发症

❋在置管时,如果误穿动脉,则应拔除导管并压迫止血5分钟。

❋如果已使用扩张管,则之后需行彩色多普勒超声检查。

❋如果在正确地压迫止血后仍出血不止,则应立即寻求高年资的外科医师的帮助。

❋每日进行导管评估,尽早拔除导管。

5. 动脉导管置入

◉ 适应证

✻ 血流动力学监测。

✻ 血流动力学不稳定者。

✻ 休克需要复苏治疗者。

✻ 未控制的高血压患者。

✻ 需要使用血管活性药物者。

✻ 需要监测氧合/通气时。

◉ 置管部位选择(以优先程度排序)

✻ 桡动脉。

★ 在操作前先进行艾伦试验(Allen's test),选择掌动脉弓较好的一侧。

★ 如果双侧手掌灌注情况相同,则选择非优势侧手。

★ 如果脉搏减弱但存在,则在按压桡动脉时,用多普勒超声检查来证实掌动脉弓的血流情况。

✻ 股动脉。

★ 对股动脉搭桥术后的患者禁用。

★ 如果可能,避免用已行血管造影术的穿刺部位。

✻ 足背动脉。

6. 腹内压监测

◉ 在 ICU 通常采用测量膀胱内压的方法来估算腹内压(intra-abdominal pressure,IAP)。

◉ 正常的 IAP 为 2～3mmHg 或以下。

◉ 腹内高压(intra-abdominal hypertension,IAH)定义为 IAP ≥ 12mmHg。

❋Ⅰ级：IAP为12～15mmHg。

❋Ⅱ级：IAP为16～20mmHg。

❋Ⅲ级：IAP为21～25mmHg。

❋Ⅳ级：IAP≥26mmHg。

◉**在测量膀胱内压时，患者应取平卧位。**

◉**在测量膀胱内压时，使用一条标准尿管和一套测压套件。**

❋以骨盆的水平中线为零点。

❋用无菌技术，经导尿管缓慢地将液体滴入膀胱，再夹住导尿管。

❋滴入膀胱的液体量对于测量的准确性是至关重要的。成年人为25mL，儿童为1mL/kg（最大25mL）。

❋用18号针插入导尿管，并连接到压力转换器上。

❋测量值应在呼气末读取。

◉**在妊娠期妇女和肥胖者，IAP可能呈缓慢增高的趋势。**

◉**腹腔间隔室综合征的相关定义如下。**

❋腹腔间隔室综合征（abdominal compartment syndrome，ACS）指IAP＞20mmHg并伴有新的器官功能衰竭。

❋原发性ACS指由创伤或腹部、盆腔疾病导致的ACS，需要早期外科处理。

❋继发性ACS指由非原发的腹部、盆腔疾病导致的ACS。

◉**腹内压监测的指征如下。**

❋在腹部外科手术后，应对所有气管插管的患者监测腹内压。第一个24小时，每6小时监测1次；之后，每天监测1次，直到患者拔除气管插管并清醒。

❋在体格检查发现患者腹部膨胀、腹肌紧张时。

❋有器官功能障碍并持续伴有以下ACS表现的患者。

★少尿。

★呼吸机的吸气峰压升高，或平台压升高。

★ 低血压。

★ 不能解释的酸中毒。

★ 颅内压升高。

❋ 在损伤控制手术后进行腹腔填塞的患者。

❋ 接受腹腔开放式手术的患者,无论是否采用负压创面治疗技术（negative pressure wound dressing），都有发生 ACS 的可能性。

❋ 接受大量液体复苏的非手术患者,例如胰腺炎、烧伤、创伤或脓毒症患者。

❋ 有躯干焦痂的烧伤患者。

◉ **腹内高压的治疗措施如下。**

❋ 提高腹壁的顺应性。

★ 镇静剂和止痛剂。

★ 神经肌肉阻滞剂。

❋ 排出腹腔内容物。

★ 胃肠减压。

★ 直肠排气减压。

★ 胃肠促动力药。

❋ 引流排出腹腔液体。

★ 腹腔穿刺术。

★ 经皮置管引流术。

❋ 纠正液体正平衡。

★ 避免过度液体复苏。

★ 利尿剂治疗。

★ 胶体液和(或)高渗液体治疗。

★ 血液透析和(或)血液滤过治疗。

❋ 器官支持治疗。

　　　★促进器官血流灌注。

　　　★在血流动力学监测下进行液体复苏。

　◉腹腔间隔室综合征的治疗。

　　✿采取暂时性关腹的方法或改良的腹腔减压术,以降低腹内压。

　　　★腹腔减压术应尽量在手术室内进行;但对于病情不稳定的患者,也可以考虑在 ICU 床边进行。

　◉通知医师的时机。

　　✿当 IAP 超过20cmH$_2$O(或 15mmHg),或比基线水平增高5～10cmH$_2$O 或 3～7mmHg 时。

　　✿当心排血量(cardiac output,CO)或心脏指数(cardiac index,CI)下降,心动过速,尿量减少时。

　　✿需要增加呼吸机支持,或者呼吸机屏幕显示吸气峰压增高时。

7. 患者约束制动

　◉对患者约束制动的目的如下。

　　✿减少自我拔除气管插管的发生。

　　✿减少重要管路的移位,如中心静脉导管、尿管、胃管(鼻饲管)。

　　✿避免自残事件。

　◉对所有气管插管但烦躁不安的患者,均应考虑予以约束制动。

　◉独立的执业医师(包括住院医师)都可以在主诊医师的监督下下达约束制动医嘱。

　◉医学生不能下达约束制动的医嘱。

　◉必须每日评估更新约束制动医嘱。约束制动医嘱不能写为"在需要时"。

（张海钢）

第三章　心脏相关问题的处理

1. 心电图判读

心电图波形见图 3-1。

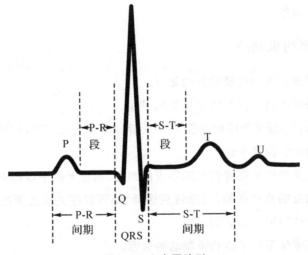

图 3-1　心电图波形

注：①P 波：心房去极化；②QRS 综合波：心室去极化；③T 波：心室复极化；④U 波（正常人不出现）：可能代表希氏浦肯野系统复极化；⑤P-R 间期：自 P 波起始点至 QRS 综合波起始点的间隔时间，代表房室传导的延时；⑥QRS 段：QRS 综合波；⑦QT 间期：自 QRS 综合波起始点至 T 波终止点的间隔时间。

◉心率

心电图图纸大格与心率的对应关系见表3-1。

表3-1 心电图图纸大格与心率的对应关系

相邻两个QRS波间隔的大格数(5mm/大格)	心率(次/分)
1	300
2	150
3	100
4	75
5	60
6	50

◉节律

❋心率偏快、减慢还是正常?

　★心率增快:自律性增强和(或)异常,或存在折返。

　★心率减慢:自律性减低或存在传导阻滞。

　★心率约150次/min:提示心房扑动伴2:1房室传导阻滞。

❋节律是否规律?

　★不规律:提示心房颤动(也可简称房颤),2度房室传导阻滞,多源房速,或频发房性期前收缩、交界性期前收缩、室性期前收缩。

❋QRS波窄还是宽?

　★窄:节律源自房室结或以上。

　★宽:节律可源自任意一点。

❋P波是否存在?

　★P波消失:提示心房颤动、心房扑动(也可简称房扑)、交界性节律、房室结折返性心动过速、房室折返性心动过速或室性心动过速(也可简称室速)。

❋P波与QRS波的关系?

★P波多于QRS波：提示2度或3度房室传导阻滞。

★QRS波多于P波：提示交界性或室性心动过速。

✿心律失常的出现或终止是突然的还是逐渐过渡的？

★突然出现或终止：提示折返心律。

★逐渐出现或终止：提示自律性改变。

◉传导

✿左束支传导阻滞（见图3-2）。

★诊断标准如下。

◎QRS时限≥120ms。

◎Ⅰ导联及V_6导联R波宽大。

◎V_1导联呈QS波。

◎Ⅰ导联及V_6导联无q波（包括间隔性q波）。

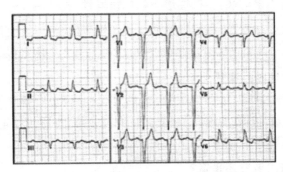

图3-2　左束支传导阻滞心电图

✿右束支传导阻滞（见图3-3）。

★诊断标准如下。

◎QRS波时限≥110ms。

◎V_1导联呈RSr型或带切迹的R波。

◎Ⅰ导联及V_6导联S波增宽。

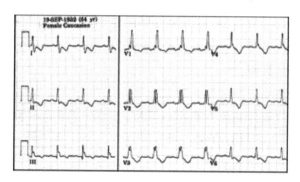

图 3-3 右束支传导阻滞心电图

2. 心律失常

◉ 窄 QRS 型心律失常

✿ 心房颤动

★ 心房颤动是最常见的持续性心律失常类型。

★ 心房颤动的发生率随着年龄的增长而增加(80 岁以上者,心房颤动的发生率达 10%)。

★ 心房颤动的症状为心悸、乏力、晕厥,并诱发或加重心力衰竭。

★ 与血栓性栓塞事件相关(非瓣膜性心房颤动的年发生率为 4%)。

★ 心房颤动的后果如下。

　◎ 来自心房的冲动被房室结无规律地忽略,从而导致心室率不规则。

　◎ 心率＜200 次/min,心动过速导致心排血量下降。

　◎ 心房颤动可导致血流黏滞并增加血栓形成的风险。因此,心房颤动是发生卒中的一个高危因素。

★ 心房颤动的治疗:主要目标 RACE(rate,心率;anticoagulation,抗凝;cardioversion,电复率;etiology,寻找病因)。

◎ 心率控制：应用 β 受体阻滞剂、地尔硫䓬、维拉帕米。若为心力衰竭患者，则可使用地高辛、胺碘酮。

◎ 抗凝。

　　◈ 预防血栓栓塞

　　◈ 评估发生卒中的风险：对非瓣膜性心房颤动患者进行 CHADS2 评分。

◎ 心脏电复律。

　　◈ 若心房颤动持续时间为 24～48h 或不足 24h，则复律时通常无须抗凝。

　　◈ 若心房颤动持续时间为 24～48h 或超过 48h，则复律前，抗凝 3 周；复律后，继续抗凝 4 周。

　　◈ 若患者病情不稳定（合并低血压、因心动过速诱发心绞痛、难以控制的心力衰竭），则需立即复律。

★ 寻找心房颤动的原因。

◎ 心房颤动的原因有高血压、冠心病、瓣膜病变、心包炎、心肌病、心肌炎、房间隔缺损、手术后、肺栓塞、慢性阻塞性肺病、甲状腺毒症、病态窦房结综合征、酒精（"假日心脏病"）。

◎ 心房颤动可出现于无器质性疾病的青年人（孤立心房颤动）以及无心脏基础疾病的老年人。

✿ 心房扑动

★ 常发生房室传导阻滞，发生的规律可能是固定的比例（2:1,3:1,4:1），也可能是可变的比例（典型病例是规则的节律）。

★ 心房率为 250～350 次/min，通常为 300 次/min。

★ 快速心房除极化来自心房（通常是右房）内的大折返环。

★ 病因有冠心病、甲状腺毒症、二尖瓣病变、心脏手术、慢性阻塞性肺病、肺栓塞、心包炎。

★心电图检查表现为出现在下肢导联(Ⅱ、Ⅲ、aVF)的锯齿状扑动波形(心房扑动的最常见类型),窄QRS波(除非合并差异性传导)。

★治疗方法如下。

◎急性发作的治疗。

❖对病情不稳定(低血压、慢性心力衰竭、心绞痛)的患者采取电复律。

❖对病情稳定患者的治疗措施如下。

◇控制心率:β受体阻滞剂、地尔硫䓬、维拉帕米、地高辛。

◇药物电复律:索他洛尔、胺碘酮、Ⅰ类抗心律失常药、电复律。

❖抗凝指南与心房颤动患者一致。

◎长期治疗:抗心律失常药、射频消融(成功率取决于心房扑动起源的部位)。

✿多源房性心动过速(multifocal atrial tachycardia,MAT)

★异位节律来自3个或以上心房内灶点(类似于心房颤动)。

★心房率为100~200次/min,P波至少有3种形态。

★常见于慢性阻塞性肺病、低氧血症患者,也可见于部分低钾血症、低镁血症、败血症及茶碱或地高辛中毒的患者。

★治疗原则如下。

◎治疗原发病,可考虑应用钙通道阻滞剂(如地尔硫䓬、维拉帕米)。

◎对严重肺病患者禁用β受体阻滞剂。

◎电复律、抗心律失常药及射频消融无效。

● **宽 QRS 型心律失常**

❊**室性期前收缩**

★可以是良性的,但在下列情况下有临床意义。

◎具有连续性(3 个或以上)或有多形态(不同起源部位)。

◎期前收缩落在前 1 次心动周期的 T 波上(R on T 现象),可导致室性心动过速或心室颤动(也可简称室颤)。

❊**室性心动过速**

★3 个或以上连续异位心室节律。

★心室率＞100 次/min(通常为 140～200 次/min)。

★若心室率＞200 次/min 且类似正弦波形态,则为室性扑动。

★若室性心动过速时间超过 30s,则为持续性室性心动过速。

★心电图特征如下。

◎QRS 波宽大、规则(通常,QRS 时限＞140ms)。

◎房室分离。

◎QRS 波形态呈畸形。

★治疗原则如下。

◎持续性室性心动过速(时间超过 30s)属于急症,需立即处理。

◎若有血流动力学异常,则采用电复律。

◎若无血流动力学异常,则可采用电复律,或应用利多卡因、胺碘酮。

❊**心室颤动**

★心室节律紊乱,表现为快速不规则多形态的心室颤动波形。

★属于终末事件,应立即采取高级心脏生命支持(advanced cardiac life support,ACLS)以维持通气及心排血量,并立即行电除颤,否则可能直接导致患者死亡。

★是猝死的最常见类型。

★请参考ACLS以获取完整的治疗指南。

3. 急性冠脉综合征

◉ ST段抬高型心肌梗死(ST-segment elevation myocardial infarction, STEMI)

✤当在急诊科发现STEMI时,立即启动胸痛绿色通道并直接将患者送入心导管室。当住院患者发生STEMI时,应立即联系冠心病监护病房并启动胸痛绿色通道。

✤在患者接受心导管手术后,应收住CCU进行术后监护,包括应用阿司匹林、氯吡格雷、限制饮食及应用静脉药物,如应用依替巴肽持续18h。

✤每隔8小时查肌钙蛋白水平1次,以确定峰值,这有助于判断预后(注意:有时,急诊科可能未抽血急查肌钙蛋白)。

✤按照以下方法开始进行心导管后用药。

★心导管术后不宜治疗性给予肝素或达肝素钠注射液,应该停用肝素和达肝素钠注射液。

★无论低密度脂蛋白水平如何,都应给予阿托伐他汀钙片,80mg/次,每晚1次。

★给予血管紧张素转化酶抑制剂(在第一个24小时内)。

★给予β受体阻滞剂(在第一个24小时内口服);多数患者不宜静脉用药。若射血分数未知,则使用美托洛尔。

★阿司匹林81mg/次,口服,每日1次(通常在导管室内已给药1次);根据支架类型决定用药时间。

★氯吡格雷75mg/次,无论是否植入支架,每日1次;在导管室可能已给予300mg或600mg的负荷剂量。如果患者有3支血管受累且未植入支架,则无须也不应该给予氯吡格雷,因为在用药后将在5～7d无法进行心脏旁路移植术。用药时间视支架类型而定。

★ 硝酸甘油0.4mg,于胸痛发作时舌下含服,每5分钟服用1次(最多连用3次);对于确诊冠心病及慢性持续胸痛者,可考虑应用长效硝酸酯类药物。

★ 如果急诊科未拍胸片,则应该行胸片检查。

★ 查糖化血红蛋白和空腹血脂水平(注意,心肌梗死后,患者血脂水平低于平时)。

★ 即使在导管室已行左心室造影,仍需经胸行心脏彩超检查,以评估心脏射血分数。

★ 根据心脏射血分数决定所应用的β受体阻滞剂的种类。

★ 使用醛固酮受体拮抗剂。

★ 请营养科会诊(特别对于较常见的不合并其他疾病的STEMI患者)。

★ 强调去除高危因素(可以采取戒烟、控制血糖、进行心脏康复训练等)。

★ 对于心脏射血分数<35%的患者,在心肌梗死后40d评估其突发心脏事件的风险。STEMI心电图演变见图3-4。

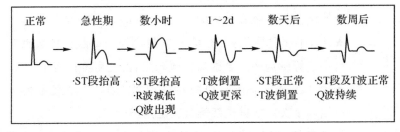

正常	急性期	数小时	1～2d	数天后	数周后
	·ST段抬高	·ST段抬高 ·R波减低 ·Q波出现	·T波倒置 ·Q波更深	·ST段正常 ·T波倒置	·ST段及T波正常 ·Q波持续

图3-4　STEMI心电图演变

◉ 非ST段抬高型心肌梗死(non ST-segment elevation myocardial infarction,NSTEMI)

✲肌钙蛋白阳性伴有心电图动态演变过程(ST段压低,T波改变,见图3-5)。

✲开始给予肝素静滴或低分子量肝素皮下注射(在导管手术前2h开始应用肝素;或在导管手术前给予1次低分子量肝素)。

✲优化药物治疗

★应用β受体阻滞剂及血管紧张素转化酶抑制剂控制血压(从第一个24小时开始口服)。

★在导管手术开始前给予阿司匹林325mg,口服,每日1次;若仅采取药物治疗,则阿司匹林用量为81mg,每日1次。导管手术后,乙酸水杨酸类药物的用药剂量根据支架类型而定(详见“支架或冠脉旁路移植”)。

★给予立普妥80mg,口服,每晚1次(无论低密度脂蛋白水平如何)。

★对于有持续性胸痛或伴高血压的患者,可在导管手术前给予硝酸甘油。

✲若患者在最大用药剂量下仍持续有胸痛,则可考虑在导管手术前静滴依替巴肽或氯吡格雷(需与专科医师协商)。

✲查糖化血红蛋白及空腹血脂水平。

✲完善经胸心脏彩超检查。

✲根据心脏射血分数决定β受体阻滞剂的种类。

✲应用醛固酮受体拮抗剂。

✲营养调整(特别是对无严重既往病史的患者,此类患者较多见)。

✲加强对高危因素的去除(可以采取戒烟、控制血糖、进行心脏康复训练等)。

✲急性心肌梗死诊治流程见图3-6。其中,胸痛处理见图3-7。

✿对于心脏射血分数＜35%的患者,在心肌梗死后40d评估突发心脏事件的风险。

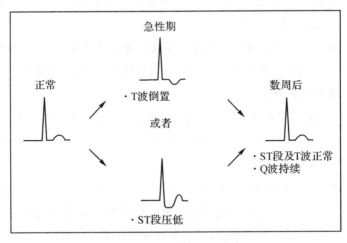

图3-5　NSTEMI心电图演变

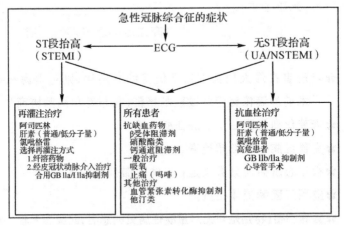

图3-6　急性心肌梗死诊治流程

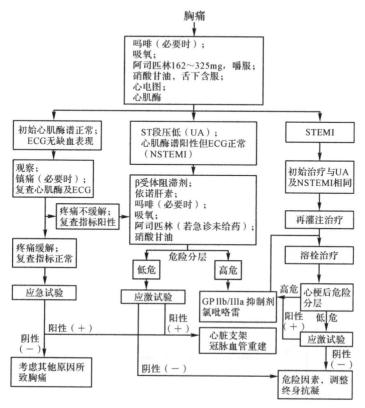

图3-7 胸痛处理

4. 高血压急症

● 急诊科医师或会诊医师通常会给予静脉降压药治疗(常用硝酸甘油)。

● 患者可能很快对硝酸酯类药物出现耐受,因此这类药物仅于紧急时应用。

● 如果硝酸甘油无效,则可以考虑应用硝普钠(同时扩张动脉及静脉),但用药前应评估肝肾功能以免中毒。

● 在紧急状态下,静滴艾司洛尔的效果也较好,且容易滴定。

◉ 上述药物的优点是半衰期短且起效迅速,有利于在最初的6~12h对血压进行精准调控。

◉ 降压目标在最初第1小时内的下降幅度不超过20%;随后,在第2~6小时降至160/110mmHg。

◉ 在停用静脉降压药前应开始口服降压药。

5. Swan-Ganz 导管波形

Swan-Ganz 导管置管示意见图3-8。高级心脏生命支持流程见图3-9。

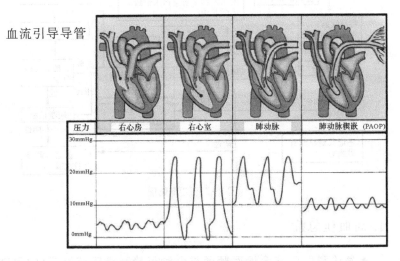

血流引导导管

图3-8　Swan-Ganz 导管置管示意

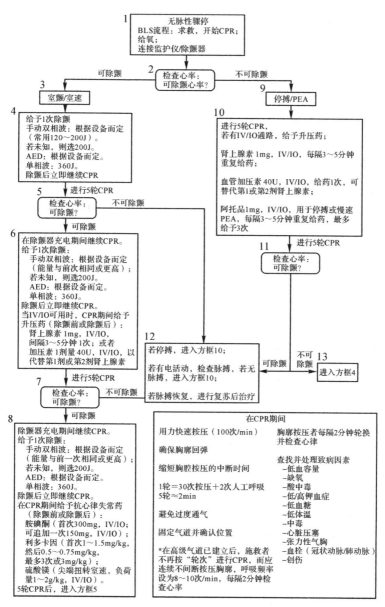

图3-9 高级心脏生命支持流程

血管活性药物特点如下。

- ◉作用于人体的心血管系统。
- ◉使用时应经中心静脉输注。
- ◉适用于高血压、低血压及心力衰竭的患者。
  - ✲高血压
    - ★应用血管扩张药物和(或)β受体阻滞剂,见表3-2。
    - ★高血压危象。
      - ◎收缩压≥180mmHg或舒张压≥110mmHg。
      - ◎伴有如下表现的器官功能障碍。
        - ❈神经系统改变。
        - ❈颅内出血。
        - ❈心肌缺血。
        - ❈主动脉夹层。
      - ◎需立即降压。
      - ◎目标为在第一个60min内使平均动脉压(mean arterial pressure,MAP)下降20%~25%。
    - ★高血压急症。
      - ◎收缩压≥180mmHg或舒张压≥110mmHg。
      - ◎无器官功能障碍。
      - ◎在数小时至数天内降压。
  - ✲低血压
    - ★因休克所致的低血压。
      - ◎分类有分布性、心源性、神经源性、低血容量性低血压。
      - ◎应用血管收缩或正性肌力药。
      - ◎用药前应确保血容量负荷充足。

表3-2 ICU常用血管活性药物

分类	名称	受体	作用	剂量	注意事项
正性肌力药	米力农（primacor）	磷酸二酯酶抑制剂	增强心肌收缩力；降低外周血管阻力；扩张血管	LD：50mg/kg，持续10min；MD：0.375～0.75mg/(kg·min)	正变时作用较弱；剂量根据肾功能调整；心率增快；低血压
	多巴酚丁胺（dobutrex）	受体拮抗作用：$\beta_1 > \beta_2 > \alpha$	拟交感作用；增快心率；增强收缩力；扩张血管	2～40mg/(kg·min)	低血压；心律失常
升血压药	血管加压素（pitressin）	V_1受体拮抗剂	血管收缩	胃肠道出血：0.2～0.4U/min；中枢性尿崩症：2～5U/h；高级心脏生命支持：40U静脉推注（可重复1次）	ACLS：在心室颤动、无脉性室性心动过速、PEA、停搏等情况下可替代肾上腺素
	去氧肾上腺素（neosynephrine）	α肾上腺素能激动剂	单纯α激动剂；收缩血管	10～200mg/min	不影响心率及肌力；可增加心肌做功及耗氧量
	去甲肾上腺素（levophed）	$\alpha > \beta_1$	收缩血管；轻微正变时作用	0.01～0.3g/(kg·min)或0.5～30mg/min	大出血时：将5～10mg酚妥拉明加入10～15mL生理盐水中
	多巴胺（inotropin）	多巴胺受体、β_1、α受体激动剂	剂量依赖性	DA：1～3mg/(kg·min)；DA/β_1：3～10mg/(kg·min)；β_1/α：10～20mg/(kg·min)	DA受体：在特定剂量范围内被认为有利尿作用；心率增快

续表

分类	名称	受体	作用	剂量	注意事项
升血压药	肾上腺素 (adrenalin)	β_1、α 受体激动剂	剂量依赖性	β_1:0.01～0.05mg/ (kg·min) β_1/α:>0.05～ 0.5mg/(kg·min)	显著增快心率; 可激活气管平滑肌上的β_2受体活性
降压药	艾司洛尔 (brevibloc)	β_1受体拮抗剂	拟交感作用; 抗心律失常	负荷:500mg/kg,持续1min; 维持:50～300mg/ (kg·min)	短效(停止输注后20min代谢完毕),输液量多,注意总液体入量
降压药	尼卡地平 (cardene)	钙通道阻滞剂	扩血管; 选择性扩张脑部及冠脉血管	2.5～15mg/h	不减弱心肌收缩力; 可用于慢性心力衰竭
降压药	硝酸甘油	硝酸酯类	强效扩血管; 经线粒体醛脱氢酶转化为NO; 扩血管作用,动脉>静脉	10～400g/min	降低血压; 增快心率; 直立位低血压; 与丙二醇混合,应储存在玻璃瓶内
降压药	硝普钠	硝酸酯类	强效扩血管; 扩血管作用,动脉=静脉; 起效快(数分钟内)	0.25～10mg/(kg· min)	肾功能不全或用量≥3mg/ (kg·min)时,可导致氰化物中毒; 清除速度慢; 避光保存

注:LD:loading dose,负荷量;DI:diabetes incipidus,中枢性尿崩症;MD:maintaining dose,维持量;ACLS:advanced cardiac life support,高级心脏生命支持;PEA:pulseless electrical activity,无脉性电活动

(黎锐发)

基本肺容积是由潮气量、补吸气量、补呼气量、余气量组成的（见图4-1）。

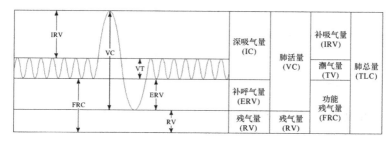

图4-1 基本肺容积

1. 无创通气

无创通气包括双水平气道正压通气（Bi-level positive airway pressure, BiPAP）及持续气道正压（continuous positive airway pressure, CPAP）模式。

◉ 无创通气为患者提供压力支持而无须气管插管。

◉ 这是慢性阻塞性肺疾病（chronic obstructive pulmonary disease, COPD）急性加重的一线治疗方法，能降低患者死亡率、插管率和并发症发生率，缩短住院时间。

◉ 无创通气的指征如下。

✢ COPD急性加重伴呼吸性酸中毒($PaCO_2 > 45$或$pH < 7.30$)。

✢ 心源性肺水肿。

✢ 神经肌肉疾病。

◉ 无创通气的禁忌证如下。

✢ 心搏、呼吸骤停。

✢ 患者不能配合，或无气道保护、分泌物清除能力。

✢ 严重意识障碍。

✢ 非呼吸器官功能障碍。

✢ 面部手术，创伤，畸形。

✢ 患者有误吸风险。

✢ 预计机械通气时间较长（$>14d$）。

✢ 近期行过食管吻合术。

✢ 对精神状态异常者不应行无创通气，因为此类患者误吸的风险较高。

2. 机械通气的适应证

机械通气的适应证见表4-1。

表4-1 机械通气的适应证

适应证	机械通气理由及注意事项
低血氧性呼吸衰竭	低血氧性呼吸衰竭患者血氧分压$<60mmHg$。病因包括肺炎、肺栓塞、心源性肺水肿、ARDS及胸部创伤。若无创通气治疗无效，则应考虑机械通气
高碳酸性呼吸衰竭	高碳酸性呼吸衰竭患者血二氧化碳分压$>50mmHg$。常见病因包括ARDS、COPD、药源性呼吸抑制、肥胖低通气综合征。机械通气是对这些疾病的重要治疗手段

续表

适应证	机械通气理由及注意事项
气道保护	不能发音或维持口咽部及气管通畅的患者无气道保护能力。对于有外科干预、创伤、烧伤、药物过量、意识状态改变、血管性水肿、过敏等情况的患者,均应当给予气道保护。研究显示,在上述疾病状态下,即使患者具备自我气道保护能力(比如咽反射),其误吸风险也较高。因此,应当注意及时进行机械辅助通气
机械梗阻	需要全面评估头部及颈部情况。大范围面部创伤、过敏反应导致的会厌及舌部软组织水肿,及重度肥胖(见 Mallampati 麻醉分级)等可导致口咽部气道畸形。患者可因外源性或内源性梗阻因素,比如头颈部肿瘤、声门下狭窄、气道创伤或扩张性血肿等,而发生机械梗阻。可以通过胸片检查了解气道解剖结构状态;出现梗阻现象,应当尽早进行气管插管,保护气道
合并休克	无论低血容量性休克、感染性休克还是心源性休克,通过呼吸机降低呼吸做功可以使心脏射血分数增加,以满足重要器官的灌注。应注意,在休克状态下行机械通气可能使有效循环血量进一步降低。麻醉药物可降低全身血管阻力而导致循环障碍,因此可在插管前诱导麻醉时给予短效血管活性药物

◉机械通气的适应证还包括以下的疾病状态:①呼吸暂停/呼吸骤停;②呼吸急促(呼吸频率＞30次/min);③呼吸减慢(呼吸频率＜8次/min);④肺活量＜155mL/kg,或绝对值＜1.0L,或＜30%预计值;⑤分钟通气量＞10L/min;⑥COPD急性加重;⑦呼吸肌疲劳;⑧神经肌肉疾病;⑨反应迟钝/昏迷和(或)格拉斯哥昏迷评分(Glasgow coma score,GCS)≤8分;⑩急性肺损伤(acute lung injury,ALI)/急性呼吸窘迫综合征(acute respiratory distress syndrome,ARDS)。

3.机械通气目标

机械通气目标见表4-2。

表4-2 机械通气目标及注意事项

机械通气目的	机械通气目标值及注意事项
氧合	通过吸入气中的氧浓度分数(fraction of inspiration O_2, FiO_2)及呼气末正压(positive end-expiratory pressure, PEEP)控制。目标是使 PaO_2 保持在60mmHg以上(ARDS时,PaO_2 在55mmHg以上)。不应过度给氧,因为持续高氧会损害肺(浓度越高、时间越长,则氧中毒越严重)。过度给氧(给氧时间>48h,FiO_2>60%)可促使氧化物生成并损伤肺泡上皮细胞膜。有数据显示,烧伤者氧中毒的阈值更低,FiO_2>21%,预后更差。PEEP可减低剪切伤(由肺泡随呼吸开合产生)
通气	通过分钟通气量(潮气量×呼吸频率)控制。目标是提供足够的气体交换,稳定pH,避免肺泡塌陷及过度膨胀。通气策略包括避免容积伤(容量过多所致的过度膨胀)及气压伤(压力过高所致的过度膨胀)。这两类损伤会促使进炎症因子的释放而加剧ALI/ARDS
减低呼吸做功	特别在严重休克的状态下,注意呼吸参数设定,尽量减少呼吸做功,以免影响循环

4. 呼吸机的一般设置

◉送气方式

✳传统模式包括压力控制(pressure control,PC)、容量控制(volume control, VC)及压力调节容量控制(pressure regulated volume control,PRVC)。

★PC

◎每次呼吸均以设定的压力送气,通常为15～30cmH₂O。

◎可以保证吸气压力恒定,避免气压伤。

★VC

◎每次呼吸以设定的容量送气,通常为6～8mL/kg理想体重(见下述)。

◎低潮气量不容易产生气压伤,有助于提高患者生存率。

★PRVC

◎压力驱动模式(辅助–控制或同步间歇指令通气),呼吸机能克服阻力及顺应性的变化,通过调整流速和送气压力来达到预设潮气量。

◎这种方式具备压力控制及容量控制的优点,既能降低气道压力,又能保证足够的潮气量。

◉**常规通气模式**

✾辅助–控制(Assistant and control,AC)通气模式特点。

★所有呼吸均为辅助性的,但若患者的自主呼吸频率未达到预设目标,则可变为控制通气。

✾同步间歇指令通气(synchronized intermittent mandatory ventilation,SIMV)通气模式特点。

★与AC模式相似,但只按预设的呼吸频率给予预设的容量或压力。

★按预设的次数进行机械通气,与患者自主呼吸周期同步,因此机械通气与自主呼吸同步。

★若患者自主呼吸超过预设通气频率,则将对额外的呼吸给予压力支持。

✾自主/压力支持通气模式的特点。

★适用于有自主呼吸的清醒患者。

★对每次自主呼吸均给予正压支持,通常为8～20cmH_2O。

★该辅助性吸气压力通过流速触发(通常为－2cmH_2O)

产生。

★ 呼气时无压力支持。

★ 该通气模式与持续气道正压(continuous positive airway pressure,CPAP)通气不同,后者在吸气相与呼气相均有恒定压力支持。

● 初始设定

✿ AC/VC模式的设定。

★ 设定潮气量,通常为6~8mL/kg理想体重。

◎ 理想体重(ideal body weight,IBW):

男性=50kg+2.3kg/[身高(cm)-152]。

女性=45.5kg+2.3kg/[身高(cm)-152]。

◎ 肥胖患者(超过30%的理想体重):同样适用该公式,但需用校正体重(adjusted body weight,ABW)来计算潮气量。

ABW=IBW+0.4(ABW-IBW)。

★ 顺应性曲线(压力-容量曲线,见图4-2)有助于滴定每位患者的最适潮气量,以避免气压伤和容量伤。

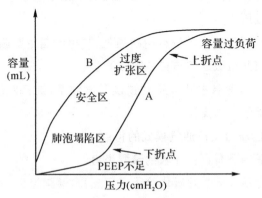

图4-2 压力-容量曲线

❋AC/PC 模式的设定。

★ 调节压力设置以获得足够的潮气量。

★ 驱动压力从 20cmH₂O 开始,通过压力滴定,使潮气量保持在 6～8mL/kg 理想体重。

★ 避免使吸气峰压(peak inspiratory pressure,PIP)＞40cmH₂O 或平台压(plat pressure,P_{plat})＞30cmH₂O,以免气压伤或气胸[可以考虑预防性胸腔置管和(或)使用气道压力释放通气(airway pressure release ventilation,APRV)或进行振荡通气,见下文]。

❋设置呼吸频率。

★ 根据酸碱状态及所需分钟通气量(呼吸频率×潮气量)设定机械通气频率。

★ 某些患者可能需要更高的分钟通气量才能代偿代谢性酸中毒,比如手术后,近期心搏、呼吸骤停,脓毒症及创伤等的患者,须提前预估。

★ 应注意代谢性酸中毒能够被过度通气(增加呼吸频率或潮气量)部分或完全纠正,但导致酸中毒的原因必须解决。

❋设置 PEEP。

★ 在大多数情况下,应将 PEEP 设置在不低于 5cmH₂O 的水平,因为这是使肺泡在呼气末维持扩张的生理性 PEEP 水平。

★ ARDS 患者需要高 PEEP 使肺泡充分扩张。

★ 顺应性曲线有助于滴定每个患者的最佳 PEEP,以避免肺泡剪切伤。

★ 滴定 PEEP 需要一定的时间,因为萎陷肺泡的复张不是一个短暂的过程。

★降低 PEEP 将导致肺泡萎陷及顽固性低氧血症[特别是在应用 APRV 及高频叩击通气(high-frequency percussion ventilation,HFPV)等高级通气模式下]。

❀设置 FiO_2。

★气管插管时的初始 FiO_2 应为 100% 并逐步调低。

★在非呼吸原因气管插管,比如气道保护时,初始 FiO_2 可从较低值开始。

★在多数情况下,目标 PaO_2 为 60～80mmHg,相当于 SpO_2 为 92%～94%。

★ARDS 患者的目标 PaO_2 可以更低(55～80mmHg),或 SpO_2 > 88%,即可接受。

❀其他可调节的设置有如下几种。

★呼吸机触发设置。

◎患者吸气触发呼吸机产生负压值,灵敏度可调节。

◎灵敏度通常设置为 1～3cmH_2O。

★吸气周期的停止。

◎呼吸机可以根据预设时间、流速及容量而停止送气。

★吸气/呼气时间比例设置。

◎通常 1s 吸气对应 3～4s 呼气。在高气道阻力(如哮喘)或低顺应性(如 ALI/ARDS)时,吸呼比例可倒置。

◎应注意吸呼比例倒置可能导致二氧化碳蓄积,导致严重酸中毒及内源性 PEEP,并可造成气压伤。

5. 高级通气模式

◉ 双水平 APRV

❀为压力驱动的通气方式,可用于难治性缺氧及高碳酸血症患者。

✻将气道压力按照反比例(T_{high}及T_{low})进行高压(P_{high})与低压(P_{low})周期性交替。

✻呼吸回路内置的浮动释放阀可避免产生内源性PEEP,允许患者在整个呼吸周期自主呼吸。

✻APRV使气道压升高,可促进肺泡复张而避免出现高平台压,后者可导致气压伤及容量伤。

★APRV可降低气道峰压,改善肺泡复张,增加肺重力依赖区的通气量,提高氧合。

★APRV可能不能降低患者病死率,但可以改善患者其他主要的临床结局,比如缩短机械通气时间和ICU停留时间,降低镇静治疗及肌肉松弛剂应用剂量。

✻避免肌松及过度镇静。

★对于APRV的患者,采用肌松的方法与AC压控反比通气无异。APRV的目的是使患者在最低镇静强度下保留自主呼吸,而采用肌松的方法显然无法达到该目的。

✻APRV的设置方法见表4-3。

表4-3　APRV的设置方法

APRV	设置
P_{high}	20～30mmHg
P_{low}	0(内源性PEEP策略)
T_{high}	4～6s
T_{low}	0.4～0.8s

◉高频通气

✻高频通气是指在机械通气时叠加高频率(>60次/min)呼吸波,后者的潮气量小于解剖死腔量。

✻与APRV一样,高频通气模式在保证氧合及CO_2清除的同时,可使气道峰压维持在较低水平,减轻肺损伤及剪切伤。

❀虽然高频通气可以改善氧合,但关于死亡率、机械通气时间及ICU停留时间方面的改善证据不足。

❀高频通气的适应证如下。

★ALI/ARDS所致的难治性低氧血症及高碳酸血症。

★肺切除术及气管支气管损伤。

★气管胸膜瘘。

★先天性膈疝。

★烧伤及吸入性损伤。

❀高频叩击通气(high-frequency percussion ventilation, HFPV)的"叩击器"。

★采用高频率通气与时间切换、压力限制的控制通气结合的模式。

★清除气道分泌物的效率优于其他高频通气。

★由高压气体驱动的小潮气量在200～900次/min的频率下可能导致内源性PEEP。因此,在应用此类通气模式时,应当使气囊漏气。

★每日拍摄胸片,观察气管插管有无明显移位。

★HFPV有助于治疗由烧伤所致的呼吸衰竭,可改善氧合水平,降低分流及气道峰压,也能降低呼吸机相关肺炎的发生率。

❀高频振荡通气(high frequency oscillatory ventilation, HFOV)模式。

★能以3～15Hz的频率进行小潮气量振荡,以维持足够的分钟通气量。

★HFOV的频率在6Hz以上,能减低气压伤。通常认为,HFOV的频率在3～6Hz可导致气道压力升高,不具有肺保护作用。

★调整振荡频率可以改变平均气道压(类似于常规通气模

式下的 PEEP)，进而调整氧合水平。

　　◎ 根据振荡频率(最高达 900 次/min)来设定平均气道压。

　　◎ 平均气道压升高可改善氧合。

　　◎ 避免过度通气(动态监测胸片改变)。

★ 调整通气量和(或)二氧化碳水平的方法是改变潮气量、吸气时间(增加吸气时间可提高二氧化碳清除率)、振幅(增加振幅可提高二氧化碳清除率)、功率(增加功率可提高二氧化碳清除率)及频率(降低频率可提高二氧化碳清除率)。

★ 调节振幅和功率，以维持适度的胸廓运动("大腿摆动")，以期达到目标 CO_2 清除值。

★ 先调节功率，再调节振幅。气囊放气也能使 CO_2 迅速清除。

❈ 喷射通气模式。

★ 主要用于新生儿及儿童(8岁以下)，但有证据显示其也适用于成年人 ALI/ARDS。

★ 通过一根 14～16G 的气管导管与专用呼吸机连接后，呼吸机喷射出的气流压力约为 241kPa，初始呼吸频率为 100～150 次/min，吸气分数<40%(吸气分数＝吸气时间/呼吸周期时间×100%)。

★ 通过反比例通气，这种模式能够维持氧合，代价是 CO_2 会逐渐缓慢升高。

★ 必要时可增加 PEEP。

★ 喷射通气需要持续镇静及肌松。

★ 喷射通气的调整方式如下。

　　◎ 增加 CO_2 清除率：增加驱动压力，每 34kPa 为一级，最高至 340kPa；增加吸气分数，每 5% 为一级，最高至 40%；增加通气频率，每 10 次/min 为一级，最高至 250 次/min；

或者加入其他机械通气模式。

◎降低 CO_2 清除率：降低驱动压力，每 34kPa 为一级；降低吸气分数，每 5% 为一级，最低至 20%；或者降低通气频率，每 10 次/min 为一级，最低至 100 次/min。

◎增加 PaO_2：增加 PEEP，每 3～5cmH$_2$O 为一级；增加驱动压力，每 34kPa 为一级，最高至 340kPa；或者增加吸气分数，每 5% 为一级，最高至 40%。

◎降低 PaO_2：降低吸入氧分数或降低 PEEP。

★AC 与 PRVC 模式对比见表 4-4。

表4-4　AC与PRVC模式对比

模式	适应证
1. 辅助-控制（AC）	
（1）容量控制	适用于绝大多数 ICU 患者
（2）压力控制	若在 AC 容控模式下，气道峰压或平台压过高，则可转为压力控制模式
2. PRVC	流速可变，在达到目标潮气量的前提下可降低气道压
3. SIMV 压力支持	患者在强制性通气的间歇期可进行自主呼吸
4. APRV	在常规通气模式不适用或不能维持氧合时使用
5. HFPV	适用于 ARDS 患者，在 ARDSnet 方案及 APRV 不能改善呼吸时使用
6. 压力支持和（或）PEEP，或 CPAP	脱机模式
7. T 管试验	患者自主呼吸时的脱机试验

6. 成年人/急性呼吸窘迫综合征

◉ 急性呼吸窘迫综合征(acute respiratory distress syndrome, ARDS)的高危患者

✤ 创伤患者。

✤ 烧伤患者。

✤ 脓毒症和(或)休克患者。

✤ 吸入性肺炎患者。

◉ ARDS的诊断标准

✤ 传统标准(提示:许多重要临床研究采用该标准)如下。

★ 急性起病,呼吸衰竭。

★ $PaO_2/FiO_2 < 200$(比如,PaO_2为60,FiO_2为60%,则$PaO_2/FiO_2 = 60/0.6 = 100$)。

◎ 若PaO_2/FiO_2在201~300,则病情相对较轻,但仍属危重症,定义为急性肺损伤(acute lung injury, ALI)。

★ 双肺斑片,或弥漫性或均质性渗出改变,提示非心源性肺水肿。

★ 非心源性肺水肿指肺毛细血管楔嵌压(pulmonary capillary wedge pressure, PCWP)$< 18mmHg$,或二维超声或有临床证据显示左室舒张末期压力正常且无左房高压表现。

✤ 新标准(柏林定义)如下。

★ 时限:急性起病,1周内有已知临床危险因素,或有新发和(或)加重的呼吸症状。

★ 低氧血症:氧合指数201~300为轻度,101~200为中度,<100为重度。

★ 肺水肿原因:呼吸衰竭不能完全以心力衰竭或液体过负荷来解释。

★ 放射学异常:双肺阴影(轻-中度),胸片示肺部阴影超过

3/4象限(重度)。

◉ ARDS的治疗

✹ 治疗原发病(脓毒症、胰腺炎、创伤等)。

★ 肺复张手法:通过短暂升高肺内压,使不稳定的塌陷肺泡重新扩张。

◎ 一般采用短时间内提高压力的方式使塌陷肺泡复张,并增加肺功能残气量。

◎ 可能导致一过性低血压及缺氧,但这通常具有自限性,罕见严重并发症。

◎ 例如"30-30"方案,将PEEP升高至30cmH$_2$O并维持30s。

★ 神经肌肉阻滞:最近,多中心随机对照研究(ACURASYS)显示,神经肌肉阻滞剂可提高患者生存率及增加无呼吸机日数,且不增加严重多发神经病的发生率。

◎ 方法:顺阿曲库铵(正常剂量为0.2mg/kg),初始剂量为15mg,推注;维持剂量为37.5mg,在48h内连续输注。

★ 肺血管扩张剂:一氧化碳扩张肺血管,降低肺血管阻力、肺动脉压和右心室后负荷。

★ 俯卧位通气:改变患者体位,能使灌注不佳但有通气(即通气血流比例失调)的肺组织参与气体交换,降低肺内分流并改善氧合/通气水平。

★ 抢救性通气模式(见上述):研究显示,APRV及高频模式可以改善平均气道压、氧合水平及血流动力学等。

★ 体外膜氧合(extracorporeal membrane oxygenation,ECMO):当可逆性肺疾病患者存在严重呼吸衰竭及低氧血症而其他抢救性策略无效时,可考虑行ECMO。

◉ ARDS的呼吸机管理

✹ 呼吸机是肺保护通气时的治疗基础(见图4-3)。

✤ARDSnet研究是目前唯一一项证明肺保护通气策略可降低死亡率的临床研究。

★ 小潮气量（避免压力伤；目标PIP<40cmH$_2$O且平台压<30cmH$_2$O）。

★ 高PEEP。

★ 液体出入量保持负平衡，使肺保持干燥，避免肺水肿加重。

★ 超声动态评估液体反应性可协助判断血管内容量及对利尿剂的反应性。

★ 尽早下调FiO$_2$以避免氧中毒（目标：48h内FiO$_2$降至60%以下）。

★ ARDSnet的PaO$_2$目标为55~80mmHg，相当于将SpO$_2$保持在88%~95%。

★ 允许性高碳酸有较好的耐受性，对ARDS或哮喘持续状态患者是相对安全的方式。

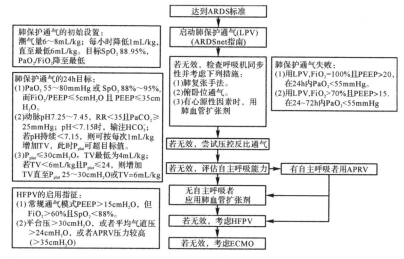

注：TV：tidal volume，潮气量；LPV：low protect ventilation，肺保护通气

图4-3　ARDS 机械通气策略

7. 机械通气的撤除

- 在进行自主呼吸试验(spontareous breathing test,SBT)前应满足的一般标准如下。

  ✽ 原发疾病已经缓解或稳定。

  ✽ 无神经肌肉阻滞剂的后遗效应。

  ✽ 血流动力学稳定。

  ✽ $FiO_2 < 50\%$ 且 $PaO_2/FiO_2 > 200$。

  ✽ PEEP应在生理水平(标准状态为$5cmH_2O$)。

  ✽ $PaO_2 > 70mmHg$。

  ✽ 分钟通气量 $< 15L/min$。

  ✽ $ICP < 20cmH_2O$。

  　★ 对于新近拔管的闭合性颅脑损伤患者,ICP持续升高提示预后不佳。

  ✽ 酸碱平衡稳定($pH > 7.25$)。

  ✽ 患者反应良好,具备一定程度的吸气力量,并且能遵医嘱执行简单的命令。

8. 脱机方案

- 依从每日脱机方案可缩短患者机械通气天数,降低呼吸机相关并发症(再插管、气管切开等)的发生率,缩短在ICU停留的时间,减少治疗费用。
- 除非有禁忌,对所有插管患者应每日暂停镇静,进行自主呼吸试验评估。
- 每次自主呼吸试验持续30~120min,根据拔管参数(见下述)判断患者能否安全拔管。
- 脱机试验的实施方法如下。

✤压力支持试验:提供一个克服人工气道阻力的低水平压力支持。

　★通常设置:PS 10cmH$_2$O,CPAP 5cmH$_2$O。

✤T管试验:患者通过气管导管连接开放式T形管呼吸,T形管的一端有供氧。

　★理论上,相当于通过吸管(气管导管)呼吸。患者若能耐受而不出现循环不稳定或呼吸困难,持续30～60min,则拔管成功率较高。

　★若患者为气管切开状态,则应称之为"气切面罩试验"。

✤导管补偿:与PS或CPAP相似,用呼吸机持续检测气管内压力(气管导管的末端,接近隆突部位的压力),并根据算得的阻力进行补偿。

✤自主呼吸试验失败的标准如下。

　★持续呼吸窘迫。

　★呼吸频率>35次/min,持续时间>5min。

　★SpO$_2$<90%,持续>30s。

　★心率>140次/min,或者升高和(或)下降超过基础值的20%。

　★收缩压>180mmHg或<90mmHg。

　★心功能不稳定或心律失常。

　★动脉pH<7.32。

　★ICP>20cmH$_2$O。

若符合上述任意一项标准,则应停止自主呼吸试验,并恢复机械通气支持模式,患者不感到劳累。

◉拔管标准如下,但尚无证据证明单独使用某一项标准能够充分预测拔管成功。

✤意识状态:意识清楚,有气道保护能力,咳嗽反射有力,GCS

评分＞8分。

✿浅快呼吸指数(rapid shallow breathing index,RSBI)：指呼吸频率/潮气量，在自主呼吸试验结束时计算。

★RSBI＜105是预测拔管成功的最佳指标。

★RSBI增加可提示患者拔管失败的可能性，而不是提示拔管一定能够成功。

✿最大吸气负压(negative inspiratory force,NIF)：呼吸治疗师在气管导管末端放置测压装置，嘱患者用力吸气，测量患者吸气的最大负压。

★NIF低于－20cmH$_2$O或－30cmH$_2$O通常提示呼吸肌肌力良好。不过，NIF较小并非拔管的禁忌证，如果其他指标良好，也可考虑拔管。

✿肺活量：指患者通过气管导管，以最大力量吸气后再以最大力量呼气所能呼出的全部气体。可以通过呼吸机记录所得气体量。

★脱机不要求患者要达到某个肺活量的绝对值，但通常认为肺活量15mL/kg是一个较好的脱机成功指标。

✿分钟通气量(minute ventilation,MV)：MV＝潮气量×呼吸频率。通常认为，如果分钟通气量大于10L/min，则患者脱机成功率较高；如果分钟通气量小于10L/min，则需结合其他指标进行判断。

✿动脉血气分析(arterial blood gas,ABG)：多数患者能成功脱机而无须进行血气分析，但可以考虑在自主呼吸试验后0.5～1h行血气分析。

✿血流动力学状态：若患者在自主呼吸试验时出现明显心动过速、低血压、高血压、呼吸急促等，则提示脱机失败的可能性大。

◉气囊漏气试验预测拔管后有无喘鸣。在患者通过自主呼吸试验后，应进一步评估其气道通畅性。特别对长期带管及创伤的患者，更应行气囊漏气试验。

✼气囊漏气试验的简单方法如下。

★气囊上吸引，可通过高-低吸引或使用杨克氏抽吸设备在咽后壁吸引，清除分泌物，然后气囊放气。

★堵住气管导管的末端，若能听到并感觉到在气管导管周围有气体流动，则提示通过气囊漏气试验。

✼绝对气囊漏气试验。

★在气囊放气时，记录6次呼吸周期的吸气量与呼气量。

★若差值小于110mL，则提示拔管后发生喘鸣的风险较高。

✼气囊漏气百分比。

★测量气囊放气前后的呼出气潮气量。

★计算方法如下。

气囊漏气百分比＝气囊放气前潮气量/气囊放气后潮气量×100%。

✼若气囊漏气百分比＜10%，则拔管后发生喘鸣的风险较高，可能需要再次插管。

✼气囊漏气试验不一定可靠。某些患者即使气囊漏气试验未通过，也可顺利拔管。

✼若气囊漏气试验未通过，则对于有发生喉痉挛或气道水肿高风险的患者，可考虑在拔管前(48h)应用短效激素。

9. 拔管流程

◉拔管前准备与拔管前评估同等重要。

◉拔管前需与高年资医师确认是否决定拔管。

◉拔管人员配备。

✱呼吸治疗师。

✱ICU护士。

✱有能力处理拔管后并发症的医师。

◉拔管前床旁设备。

✱插管设备包括喉镜[包括可视喉镜及直接喉镜,Mac镜片
(弯舌片)及Miller镜片(直舌片)],各型号气管插管,探针,
探条,利多卡因凝胶,10mL注射器,钳子。

✱气管切开套件和(或)环甲膜穿刺套件及缝合针线。

✱吸痰器及真空负压装置。

✱人工呼吸球囊及大小合适的面罩。

✱必要时用喉罩。

✱吸痰管。

✱肾上腺素。

✱无菌手套。

✱剪刀及胶布。

✱若患者再插管的可能性较大,则应准备诱导麻醉和(或)肌
肉松弛剂。

◉若患者有鼻胃管,则在拔管前应先经鼻胃管吸出胃内容物,以
降低发生误吸的风险。

◉拔管后立即听诊颈部是否有喘鸣,并听诊肺部呼吸音。

◉可考虑湿化氧疗及雾化治疗,需准备雾化器。

◉观察患者是否出现喘鸣、呼吸急促、心动过速、辅助呼吸肌参与、
发绀、心力衰竭加重、肺水肿等,并在拔管后进行动脉血气分析。

◉拔管后,将床头抬高并保持45°的角度。

10. 吞咽评估

◉吞咽评估的总则。

❀气管插管可能伤及喉部,引起吞咽障碍,增加发生误吸的风险。

❀导致吞咽和气道保护功能障碍的机制包括喉部和声门黏膜水肿、颈部损伤、肉芽组织形成、喉部肌肉失用性萎缩,以及极少见的勺状软骨半脱位或喉返神经损伤。

❀床旁吞水试验可能不足以确定患者是否为隐性误吸者。

❀随着患者吞咽功能和气道保护功能的恢复,大多数吞咽障碍问题将在气管拔管后3～7d得以缓解。

◉吞咽评估的处理。

❀以下情况应该由语音治疗师主导,进行吞咽功能评估。

★气管插管时间超过72h的患者(特别是严重头部或颈椎损伤的患者)。

★气管切开并使用气管套管的患者,在考虑要经口进食时。

★疑有吞咽功能障碍的患者(如后颈路探查术或颈部手术后患者)。

11. 机械通气相关事件的预防

◉关于集束化方案中应该包括哪些护理措施,尚未形成专家共识;有关干预措施对预后的影响,意见也不一致。

◉基本策略包括以下措施。

❀床头抬高30°。

❀镇静过程中每日唤醒。

❀每日行撤机评估。

❀预防深静脉血栓和消化道溃疡。

12. 残余血胸的处理

◉如果X线检查提示有残余血胸,则应该在3～5d进行CT扫描,确定诊断。

◉ 如果CT检查评估胸腔残余血量大于300mL,则尝试胸腔内溶栓。

◉ 如果溶栓失败,就应尽早行可视胸腔镜外科处理(video-assisted thoracic surgery,VATS)。

◉ VATS的益处包括能够全面评估膈肌功能、减少开胸手术、缩短住院天数、降低脓肿发生率、减少住院费用。

◉ 胸腔内溶栓方案。

  ❋ 胸腔内溶栓的适应证。

    ★ 由CT评估,创伤后未引流的胸腔残余血量大于300mL。

  ❋ 排除标准如下。

    ★ 活动性出血。

    ★ 30d内发生脑血管意外。

    ★ 30d内发生颅内或脊髓内损伤。

    ★ 颅内肿瘤。

    ★ 严重的未被控制的高血压。

    ★ 凝血病(PT/PTT>1.5倍正常值)。

    ★ 妊娠。

    ★ 创伤或手术后不到48h。

    ★ 近期发生的主要腹腔脏器的损伤,经过手术或非手术处理。

  ❋ 胸腔内溶栓的方案。

    ★ 将25mg组织型纤溶酶原激活剂溶于50mL生理盐水中,在无菌状态下由胸管注入。

    ★ 夹闭胸管并且让患者变更体位4h。

    ★ 松开胸管并吸引。

    ★ 每日重复并持续3d。

    ★ 每日拍胸片,并行实验室检查(血常规,凝血功能检查)。

    ★ 如果第4天胸片清晰正常,引流通畅,没有气体溢出,那么可以拔出胸管。

★如果胸片显示仍有渗出,则应复查CT。

★如果CT显示残留血性液体量不足300mL,引流通畅,没有气体溢出,那么也可拔出胸管。

★如果CT显示残留血性液体量大于300mL且小于900mL,那么可以按以下原则处理。

◎如果可以,可经皮穿刺收集引流液。

◎自受伤之日起算,时间小于5d,可考虑行胸腔镜手术。

◎自受伤之日起算,时间大于10d,可考虑行开胸术。

◎自受伤之日起算,5～10d者,胸腔镜或开胸手术均可。

（黎锐发）

附件:机械通气方案总结

纳入标准:急性起病

1. $PaO_2/FiO_2 \leqslant 300$(纬度校正)。

2. 双肺(斑片状、弥漫性或均质性)浸润阴性,符合肺水肿表现。

3. 无左心房高压的临床证据。

第一部分:呼吸机设置及调整

1. 计算预计体重(predicted body weight,PBW)。

   男性PBW=50+0.91×[身高(cm)-152.4]。

   女性PBW=45.5+0.91×[身高(cm)-152.4]。

2. 选择任意一种呼吸模式。

3. 设置呼吸机参数,使初始潮气量=8mL/kg预计体重。

4. 降低潮气量,每隔2小时降1mL/kg,直至潮气量=6mL/kg预计体重。

5. 设置初始通气频率,以满足基础分钟通气量(不超过35次/min)。

6. 调整潮气量及RR,使pH及平台压实现以下目标。

   氧合目标:PaO_2 55~80mmHg或SpO_2 88%~95%。

   PEEP:最低值5cmH_2O,可采取组合式FiO_2/PEEP递增法(非必需的)实现上述目标(见表4-5和表4-6)。

表4-5　低PEEP/高FiO_2法

FiO_2	0.3	0.4	0.4	0.5	0.5	0.6	0.7	0.7
PEEP	5	5	8	8	10	10	10	12

FiO_2	0.7	0.8	0.9	0.9	0.9	1.0
PEEP	14	14	14	16	18	18~24

表4-6 高PEEP/低FiO₂法

FiO₂	0.3	0.3	0.3	0.3	0.3	0.3	0.4	0.5
PEEP	5	8	10	12	14	14	16	16

FiO₂	0.5	0.5～0.8	0.8	0.9	1.0	1.0
PEEP	18	20	22	22	22	24

✿平台压目标为平台压≤30cmH₂O。

✿测量平台压(吸气暂停0.5s),至少每4小时1次。在每次调整PEEP或潮气量时亦应测量。

✿若P_{plat}>30cmH₂O,则降低潮气量,每次1mL/kg(最低4mL/kg)。

✿若P_{plat}<25cmH₂O且潮气量<6mL/kg,则增加潮气量,每次1mL/kg,直至P_{plat}>25cmH₂O或Vt=6mL/kg。

✿若P_{plat}<30cmH₂O且呼吸叠加(breathstacking)或发生人机不同步,则可增加潮气量,每次1mL/kg,直至7～8mL/kg,前提是P_{plat}≤30cmH₂O。

✿pH目标为7.20～7.45。

✿酸中毒(pH<7.30)的处理,若pH为7.15～7.30,则增加呼吸频率,使✿pH>7.30或PaCO₂<25mmHg(最高呼吸频率=35次/min),可给予NaHCO₃。

✿碱中毒的处理(pH>7.45)方法有降低通气频率。

✿I:E比例目标为吸气时间≤呼气时间。

第二部分:脱机

A. 当满足以下条件时,每天进行1次自主呼吸试验。

1. FiO₂≤0.40且PEEP≤8,或者FiO₂≤0.50且PEEP≤5。

2. PEEP及FiO₂水平小于等于前一天水平。

3. 患者有一定的自主呼吸能力(可将呼吸频率降低50%并持续5min,以观察呼吸能力)。

4. 收缩压≥90mmHg,且不使用升压药。

5. 无神经肌肉阻滞剂。

B. 自主呼吸试验(spontaneous breathing trial,SBT)。

对于满足上述全部条件并至少保持稳定12h的患者,可开始进行自主呼吸试验,要求FiO_2≤0.5且PEEP≤5,最长持续120min。

1. 连接T管,或用气切面罩,或CPAP≤5cmH$_2$O且PS≤5cmH$_2$O。

2. 观察下列指标最长120min以评估耐受性。

    a. SpO_2≥90%和(或)PaO_2≥60mmHg。

    b. 自主呼吸潮气量≥4mL/kg预计体重。

    c. 呼吸频率≤35次/min。

    d. pH≥7.30。

    e. 无呼吸窘迫表现(符合至少2项,即为呼吸窘迫)。

      »HR>120%基础值。

      »明显的辅助呼吸肌参与呼吸。

      »胸腹矛盾呼吸。

      »多汗。

      »明显的呼吸困难。

3. 若至少能耐受30min,则可以拔管。

4. 若不能耐受,则继续脱机前设置。

非辅助呼吸的定义

（与自主呼吸定义不同,不允许压力支持）

以下任一项均定义为非辅助呼吸。

1. 已拔管,经面罩或鼻管吸氧,或吸空气。

2. 经 T 管呼吸。

3. 经气切面罩呼吸。

4. CPAP≤5cmH$_2$O,无压力支持,无间歇指令通气辅助。

（黎锐发）

第五章　肝脏相关问题的处理

急性肝衰竭(acute liver failure,ALF)是指原来无肝硬化或者肝脏基础性疾病的患者发生急性肝损害,并进展至肝性脑病和国际标准化比值(international normalized ratio,INR)≥1.5。急性肝衰竭分级见表5-1。

表5-1　急性肝衰竭分级

分级	意识状态	扑翼样震颤*	脑电图
Ⅰ	欣快感,轻微的意识混乱,发音含糊,睡眠混乱	有/无	正常
Ⅱ	昏睡,中度的意识混乱	有	不正常
Ⅲ	明显的意识混乱,语无伦次,睡眠但可被唤醒	有	不正常
Ⅳ	昏迷	无	不正常

*扑翼样震颤指在腕关节伸直时,手掌出现颤动,类似鸟的翅膀在扇动。

1. 终末期肝病模型(model for end-stage liver disease, MELD)评分

◉用于预测慢性肝病和急性肝衰竭患者的模型。

◉美国器官分配联合网络工作组将该评分用于评估和确定肝移

植优先级。

◉应用血清胆红素、肌酐和INR等指标进行计算。

2. 一般处理

◉密切监测肝功能。

◉营养支持。

◉识别及处理早期并发症。

◉保持房间安静且光线暗淡,不要有监护仪器的声音和报警音。

✿任何外在的刺激均可能导致颅内压升高。

◉一般来说,避免应用镇静药物,因为肝脏的药物清除能力受损,并且镇静药物的应用可能掩盖肝性脑病或者脑水肿加重时的征象。

◉如果患者出现严重的躁动,则可给予低剂量的短效苯二氮䓬类药物。

◉苯二氮䓬类、苯巴比妥和丙泊酚优于阿片类药物,因为阿片类药物可能降低癫痫发生的阈值。但这些镇静药物都应该慎用。

◉应该避免应用肾毒性药物和静脉造影剂,因为急性肾衰竭是急性肝衰竭的常见并发症。

◉N-乙型半胱氨酸可用于治疗对乙酰氨基酚中毒。

3. 实验室检查

◉动态监测血生化指标。

◉每天监测血清转氨酶和胆红素水平。

◉血清转氨酶水平降低可能提示病情好转,但也可能提示肝细胞坏死导致肝衰竭加重。

◉监测凝血功能、全血细胞计数、代谢参数、动脉血气。

◉需特别注意低血糖、低钾血症、低镁血症等。

4. 血流动力学管理

- 急性肝衰竭患者的血管阻力降低,通常表现为低血容量。
- 应用生理盐水进行初始的液体复苏,尤其对低血压患者。
- 在出现酸中毒时,可以应用含有 75mEq/L 碳酸氢钠的 1/2 张生理盐水。
- 葡萄糖溶液可以用于低血糖患者。
- 避免晶体液的过量应用,以免加重脑水肿。
- 对液体复苏没有反应的低血压患者,可以应用升压药,使平均动脉压保持在 75mmHg 以上。
- 相对于其他升压药物,去甲肾上腺素为首选,其内脏血供更好,心动过速的发生率更低。
- 如果对去甲肾上腺素反应不满意,则可以加用血管加压素。
- 如果经过液体复苏和应用升压药物后,低血压仍持续存在,那么应怀疑肾上腺皮质功能不全的可能,可以考虑尝试应用激素。

5. 代谢异常

- 常见的并发症有低钾血症、低钠血症和低血糖,并且需要纠正。
- 低磷现象也常见,但通常不需要治疗。
- 低血糖在急性肝衰竭患者中很常见。
- 应该密切监测血糖,必要时给予葡萄糖溶液。
- 在急性肝衰竭早期,碱中毒比酸中毒更常见。
- 代谢性碱中毒可增加 NH_4^+(不能通过血脑屏障)向 NH_3(能够通过血脑屏障)的转化,从而加重肝性脑病。
- 当急性肝衰竭加重时,患者通常出现代谢性酸中毒(由乳酸酸中毒导致)合并呼吸性碱中毒。

6. 肝性脑病

◎肝性脑病是常见的可以逆转的并发症,其发生与肠道氨的增加有关。

◎肝性脑病没有特异性的治疗方法。

◎早期诊断和去除诱因(感染、消化道出血、电解质紊乱、脱水、低血压,以及应用苯二氮䓬类或者精神类药物的情况)。

◎应该避免过度限制蛋白质的摄入,因为过度限制会增加蛋白质的分解代谢。

◎乳果糖经常被用于治疗因慢性肝病出现肝性脑病的患者。

　✿关于其在急性肝衰竭患者中的应用是有争议的,应该经团队讨论决定。

　✿口服或者经胃管注入乳果糖,首次剂量为45mL,其后每小时重复1次相同剂量,直到患者排便。

　✿排便的目标是每天2~3次大便(常用剂量为15~45mL,每8~12小时给药1次)。

　✿若经胃给药不耐受,则可以考虑经直肠给药。

◎新霉素经常用于治疗肝性脑病,用法是口服,1g,每6小时1次,连续应用6d。

7. 癫痫

◎对于癫痫患者,预防性用药没有作用。

◎对于癫痫发作的患者,应当应用抗癫痫药物。

◎避免应用长效苯二氮䓬类药物。

8. 脑水肿

◎脑水肿导致的颅内压升高常发生于Ⅲ、Ⅳ期肝性脑病或者血氨水平增高(血氨水平高于 150mmol/L)的患者。

◉应减少对患者的激惹或者刺激,减少气管内吸引。

◉维持合适的液体平衡。

◉请神经外科会诊,看能否行颅内压监测。

◉维持轻度高钠血症,血钠浓度在 145～155mmol/L。

◉抬高床头。

◉对于颅内压超过 20mmHg 的患者,应首选甘露醇(0.5～1.0mg/kg)。

◉后续治疗包括轻度过度通气,应用巴比妥药物镇静,或者行亚低温治疗使核心体温降低至 34～35℃。

9. 急性肾衰竭

◉急性肾衰竭是急性肝衰竭患者的常见并发症。

◉保护肾功能的措施包括保持正常的血压,识别和治疗感染,避免应用肾毒性药物。

◉如果出现急性肾衰竭,则持续肾脏替代治疗优于间歇血液透析,尤其对于低血压或者颅内高压的患者。

◉对合适的病例,可以考虑行肝移植。

10. 出 血

◉急性肝衰竭患者因为肝脏合成凝血因子的能力下降,所以通常伴有严重的凝血功能异常和出血。

◉应监测凝血指标,包括 INR、纤维蛋白原;或者用血栓弹力图监测凝血功能。

◉常规给予 H_2 受体阻滞剂或者质子泵抑制剂,预防应激性溃疡。

11. 感　染

◉应该在感染早期,根据血培养结果尽早应用抗生素。

◉密切监测可能发生的感染,并早期应用广谱抗生素。

✽避免应用肾毒性和肝毒性的抗生素。

✽对于革兰阴性菌的社区感染,应首选头孢曲松。

✽如果怀疑产超广谱β-内酰胺酶的细菌感染,则应请感染科医师一起讨论是否应用碳氢霉烯类抗生素。

✽可以将万古霉素经验性用于治疗革兰阳性球菌感染,但如果金黄色葡萄球菌培养结果是阴性的,就应停用万古霉素。

◉对于真菌感染的高危患者(例如留置深静脉导管,住院时间长,血液透析,应用多种抗生素或者糖皮质激素,腹部创伤或者手术,多部位真菌定植等的患者),可以放宽应用抗真菌药物的指征。

◉不需要应用抗真菌药物来治疗真菌尿症,除非患者发生尿路梗阻或者需要肾移植。

12. 营养支持

◉早期给予营养支持,可降低分解代谢,降低发生应激性溃疡和出血的风险。

◉避免过度限制蛋白质的摄入。对大多数急性肝衰竭患者,蛋白质的推荐剂量为1~1.5g/(kg·d)。

✽对Ⅰ期或Ⅱ期肝性脑病患者,通常可以经口或者鼻饲肠内营养提供足够的热量。

◉对Ⅲ期或者Ⅳ期肝性脑病患者,应该给予肠内营养。

◉如果肠内营养不能提供足够的热量,则需给予肠外营养。

13. 预　后

◉总的来说,急性肝衰竭患者的生存率高于60%。

◉大约40%的患者不需要肝移植而存活。

◉患者肝性脑病的程度、年龄及急性肝衰竭的病因是预测患者能否自愈的最重要因素。

✽Ⅰ~Ⅱ期肝性脑病的自愈率:65%~70%。

✽Ⅲ期肝性脑病的自愈率:40%~50%。

✽Ⅳ期肝性脑病的自愈率:<20%。

(林进团)

第六章　肾脏相关问题的处理

1. 概　述

◉ 急性肾损伤(acute kidney injury,AKI)患者的肾功能快速下降。

◉ 急性肾损伤是危重症患者的严重并发症,可显著增加患者死亡率。

◉ 患者死亡率随着肾衰竭的进展而显著增加。

2. 急性肾损伤的病因

◉ 肾前性病因。

✻ 低血容量或者有效血容量降低。

◉ 肾性病因。

✻ 应用肾毒性药物(例如非甾体类消炎药、环孢素、氨基糖苷类、两性霉素B、万古霉素、抗病毒药物)。

✻ 应用静脉造影剂。

✻ 肝肾综合征。

✻ 烧伤。

✻ 横纹肌溶解。

✻ 腹腔间隔室综合征。

✿大手术。

✿缺血。

✿动脉粥样硬化栓塞性疾病。

✿小血管血管炎。

✿血栓性血小板减少性紫癜。

✿硬皮病肾危象。

✿多发性骨髓瘤。

◉肾后性病因。

✿输尿管梗阻。

3. 急性肾损伤的分级标准

◉RIFLE(R,risk,危险;I,injury,损伤;F,failure,衰竭;L,loss,肾功能丧失;E,ERSD,终末期肾病)标准见表6-1。

表6-1　RIFLE标准

	肌酐(serum creatinine,Scr)或者肾小球滤过率(glomerular filtration rate,GFR)标准	尿量标准
R＝Risk	Scr增至基线的1.5倍以上;或者GFR下降小于基线的25%	尿量<0.5mL/(kg·h)的时间超过6h
I＝Injury	Scr增至基线的2倍以上;或者GFR下降小于基线的50%	尿量<0.5mL/(kg·h)的时间超过12h
F＝Failure	Scr增至基线的3倍以上;或者GFR下降小于基线的75%	尿量<0.3mL/(kg·h)的时间超过24h;或者无尿时间超过12h
L＝Loss	肾衰竭持续时间>4周但<3个月	
E＝ESRD	肾衰竭持续时间>3个月	

注:ESRD:end stage renal disease,终末期肾病。

●AKIN(acute kidney injury net,AKIN,急性肾脏损伤网络)标准见表6-2。

表6-2 AKIN标准

	肌酐(Scr)或者肾小球滤过率(GFR)标准	尿量标准
1期	Scr增加≥0.3mg/dL或增至基线的1.5～1.9倍	尿量＜0.5mL/(kg·h)的时间超过6h
2期	Scr增至基线的2.0～2.9倍	尿量＜0.5mL/(kg·h)的时间超过12h
3期	Scr增至基线的3倍以上或者绝对值≥354μmol/L且急性增高≥0.5mg/dL	尿量＜0.3mL/(kg·h)的时间超过24h;或者无尿时间超过12h

4.诊断分析

急性肾衰竭的病因分类见表6-3。

表6-3 急性肾衰竭的病因分类

实验室项目	肾前性	肾性	肾后性
试纸测试	无蛋白或微量	轻至中等蛋白,血红蛋白,白细胞	无蛋白或微量,红细胞,白细胞
尿沉渣	少量透明管型	颗粒或者细胞管型	可能有结晶或者细胞管型
血清尿素氮/肌酐	20	10	10
尿渗透压[mOsm/(kg·H₂O)]	＞500	＜350	＜350
尿钠(mmol/L)	＜20	＞30	—
尿/血清肌酐	＞40	＜20	＜20
尿/血清尿素	＞8	＜3	＜3
FeNa	＜1%	＞1%	＞1%
FeUr	＜35%	＞50%	—

◉ 尿沉渣的显微镜检查。

　✽ 透明管型：由非细胞组成，患者常常伴有肾前性的氮质血症。

　✽ 颗粒管型：退化的肾小管上皮细胞，患者常常伴有急性肾小管坏死(acute tubular necrosis，ATN)。

　✽ 有色管型：血红蛋白和肌红蛋白，提示肾损伤。

　✽ 白细胞管型：炎症过程，提示肾盂肾炎或者急性间质性肾炎。

　✽ 红细胞管型：肾小球性肾炎。

◉ 影像学检查：可排除输尿管阻塞的可逆因素、创伤性损伤或者明确血流情况。

　✽ 肾脏超声。

　✽ CT扫描。

　✽ 核素扫描。

　✽ 磁共振。

　✽ 血管造影。

◉ 肾脏活检。

5. 透析的指征

◉ 尿素氮(blood urea nitrogen，BUN)的绝对值不是透析的指征。

◉ 液体过负荷伴有肺水肿。

◉ 严重的电解质紊乱(最常见的是高钾血症和低钠血症)。

　✽ 轻度高钾血症(血钾浓度为 5.5～6.5mmol/L)：最早期的心电图表现为心前区导联(V_2～V_4)高尖、T波狭窄和束支传导阻滞(左前束支和左后束支传导阻滞)。

　✽ 中度高钾血症(血钾浓度为 6.5～7.5mmol/L)：可以出现 I° 房室传导阻滞，P波低平或消失，窦性停搏，ST段压低，有时

ST段太高,类似急性心肌梗死的表现。

✿ 重度高钾血症(血钾浓度>7.5mmol/L):出现不典型束支传导阻滞,室内传导延迟,室性心动过速,心室颤动,室性异搏心律,心搏停止。

✿ 急性高钾血症的药物治疗原则如下。

★ 葡萄糖酸钙15～30mg/kg,静脉注射。

★ 50%的高渗糖水＋10U普通胰岛素,静脉注射。

★ β_2受体阻滞剂。

★ 碳酸氢盐50～100mmol,静脉注射(如果没有液体过负荷)。

★ 使用结合钾的药物Patiromer或者锆硅酸钠等。

★ 将聚磺苯乙烯25～50mg加入100mL 20%山梨糖醇溶液中口服或者灌肠(只用于没有Patiromer时)。

◉ 严重的代谢性酸中毒(pH<7.2)。

◉ 甲醇和乙二醇中毒。

◉ 尿毒症性心包炎。

◉ 尿毒症脑病。

◉ 凝血病。

◉ 特定形式的透析可能对特定药物过量的治疗有用。

6. 肾脏替代治疗的类型

◉ 间歇性血液透析

✿ 尚未制定间歇性血液透析的理想剂量。

✿ 每天做或者交替做,治疗频率应该根据临床反应来滴定。

◉ CRRT(持续肾脏替代治疗)

✿ CRRT适用于血流动力学不稳定或者不能耐受快速体液转移的患者。

✿ CRRT可以清除需要全肠外营养、输血患者的体内的大量液体。

7. 肌红蛋白尿处理方案

- 对所有具有发生肌红蛋白尿风险的 ICU 患者,应该每天监测肌酸激酶水平。

- 肌酸激酶水平会在 96h 内达到峰值。

- 对高危患者(挤压、严重四肢受伤、筋膜室综合征、血管损伤及长时间行 CPR),应该在第一个 24h 内每 6 小时监测肌酸激酶水平。

- 肌酸激酶水平>5000U/L 的患者有发生急性肾衰竭的风险。

- 如果患者肌酸激酶水平>5000U/L,就要开始充分的水化。

- 水化的目标为成年人尿量>100mL/h,儿童尿量>2mL/(kg·h)。

- 在肌酸激酶水平>20000U/L 时,推荐应用碳酸氢盐和(或)甘露醇;但是在肌酸激酶水平>5000U/L 时,也可以由主治医师来决定是否开始应用碳酸氢盐和(或)甘露醇。

  ✿ 碳酸氢盐静脉输注治疗方案:目的是保持尿液碱性。

  - ★ 1/4 张生理盐水+碳酸氢钠溶液 100mmol/L(2 安瓿)。
  - ★ 5%葡萄糖溶液+碳酸氢钠溶液 150mmol/L(3 安瓿)。
  - ★ 快速给予 1L 碳酸氢钠溶液。
  - ★ 开始输注碳酸氢钠溶液[2~5mL/(kg·h)]。

  ✿ 甘露醇静脉输注治疗方案如下。

  - ★ 快速输注 20%甘露醇:0.5g/kg,约 20min;3~4 小时或以后重复 1 次。

- 进一步监测措施。

  ✿ 监测每小时尿量。

  ✿ 每 6 小时监测尿 pH,尿液保持弱碱性。

  - ★ 如果尿 pH<6.0,则快速给予 50mmol/L 碳酸氢钠溶液(1 安瓿)。

✖每6小时监测血气分析。

　★如果血清pH＞7.6,则给予乙酰唑胺(5mg/kg,静脉注射)。

✖监测有无发生低血容量。

✖当肌酸激酶水平＜5000U/L时,停止治疗。

（林进团）

第七章 创伤性脑损伤的处理

1. 一般处理原则

- 对 ICU 内所有急性创伤性脑损伤患者,每小时必须进行1次神经功能评估。

- 当创伤性脑损伤患者出现 GCS 评分、意识状态或颅内压(intracranial pressure,ICP)改变时,应及时评估外科手术治疗的指征。

- 应积极预防继发性脑损伤的发生,并及时纠正低氧血症、低血压、高热、液体过负荷、低钠血症、癫痫发作及高碳酸血症等情况,因为这些都可能导致继发性脑损伤,加重病情。

- 对创伤性脑损伤患者应维持正常的血容量。

- 对于创伤性脑损伤患者而言,轻度的渗透压增高(血浆渗透压 300～310mmol/L)及高钠血症(钠离子水平＜155mg/dL)是可以接受的。

- 创伤性脑损伤患者所输注的液体应该是等渗的(比如生理盐水或乳酸林格氏液)或者高渗的(例如3%氯化钠溶液)。

- 创伤性脑损伤患者应维持正常的体温;对高热患者可考虑应用酚麻美敏降温。

◉对所有颅内出血患者均应预防性应用抗癫痫药物。

✤在30～60min内按10～15mg/kg静脉给予负荷剂量的苯妥英钠,随后每天按5mg/kg静脉给药,连用7d。

★需要监测血药浓度。

★若输注速度过快,可能导致低血压。

✤给予左乙拉西坦500mg,分两次给药,连用7d。

✤长时间应用抗癫痫药物(时间＞7d)并不能预防迟发性癫痫的发生。

◉循证医学证据表明,应用钙离子通道拮抗剂(尼莫地平)能有效地提高严重蛛网膜下腔出血患者的生存率。

◉对创伤性脑损伤患者,应早期给予肠内营养。

◉创伤性脑损伤患者需长期卧床,应注意预防压力性损伤,可采取的措施有应用特殊的床垫、维持营养均衡以及保持良好的卫生保健。

◉创伤性脑损伤患者容易继发肺部感染、泌尿系统感染、脑膜炎、慢性硬膜下血肿及脑积水,应加强监测。

◉严重创伤性脑损伤患者容易出现下列颅脑外的并发症,应加强监测。

✤凝血异常。

✤心脏并发症(血压的异常波动,心律失常)。

✤神经源性肺水肿。

✤尿崩症及抗利尿激素分泌异常。

✤高血糖。

✤低钠血症。

2. 颅内压的管理

◉正常成年人的颅内压(ICP)为5～15mmHg,儿童的ICP比成年人要低一些。

◉ 脑灌注压(cerebral perfusion pressure,CPP)＝平均动脉压－ICP。

◉ 将CPP维持在70mmHg(儿童CPP为50mmHg)以上,可以较好地保证脑组织灌注,同时能最大限度地减轻继发性脑损伤。

◉ ICP可以通过在侧脑室、硬膜外间隙、蛛网膜下腔、硬膜下间隙或脑实质内置入导管来测定。

◉ 若创伤性脑损伤患者INR＞1.5,则应避免留置ICP导管。

◉ ICP监测指征(创伤性脑损伤基金会指南)如下。

✿ 对经复苏后头颅CT检查异常的严重创伤性脑损伤患者(GCS≤8分),应行ICP监测。

✿ 对头颅CT检查正常的严重创伤性脑损伤患者(GCS≤8分),如在入院时有2个或2个以上的如下特征,则应行ICP监测。

★ 年龄＞40岁。

★ 收缩压＜90mmHg。

★ 单侧或双侧的特定运动姿势。

✿ 中度创伤性脑损伤患者(GCS在9～12分)如果同时合并其他颅外病变而需在全身麻醉下进行较长时间的颅外手术治疗,则应行ICP监测。

3. 颅内高压的治疗干预措施

◉ 当ICP＞20mmHg时,应积极处理。

◉ 积极寻找任何可能压迫颈静脉并导致静脉充盈乃至怒张的原因,比如气管切开套管的固定带、颈托太紧,一旦发现,就应适当放松。

◉ 抬高床头,使床头角度＞30°。

◉ 适当镇静镇痛。

❈镇静药物首选丙泊酚,但注意其可能引起的低血压。

❈镇痛药物首选芬太尼。

● 轻度的过度通气(将 $PaCO_2$ 维持在 $32\sim36mmHg$)。

● 利尿和降低渗透压。

❈用甘露醇,通过渗透性利尿,降低ICP。

★ 目标:将血浆渗透压维持在 $300\sim310mOsm/L$(血钠水平为 $150\sim155mmol/L$)。

★ 剂量、用法:$0.5\sim1mg/kg$,静脉滴注20min。

★ 注意:如果患者存在低血压或者合并严重颅外损伤,那么应用甘露醇会加重低血压。

❈用呋塞米20mg 静脉推注。

★ 如果患者存在低血压,怀疑有出血或者血容量不足,则应避免应用呋塞米。

❈用3% 高渗盐水。

★ 常用于疑诊或者确诊存在颅内高压但是有低血压或者合并严重颅外损伤的患者。

★ 当患者存在严重低钠血症时,应避免应用高渗盐水。因为高渗盐水可能引起脑桥中央髓鞘溶解。

★ 首选中心静脉通路输注,250mL 高渗盐水应在 $15\sim30min$ 内输注完毕。

★ 如果经外周静脉输注,那么应在输注前后观察是否有液体外渗或静脉炎。若有,应及时处理。

★ 如果需要输注更多的高渗盐水,则应复查动脉血 pH、血钠、血氯及凝血功能。

★ 当存在下列任何一条时,应避免继续输注高渗盐水。

◎ pH $<$ 7.15。

◎ 血钠水平 $>$ 155mmol/L。

◎ 血氯水平＞125mmol/L。

◎ INR＞1.5。

◎ 已输注500mL高渗盐水。

◉ 对已行脑室手术的患者可行脑脊液引流。

◉ 可以考虑应用肌肉松弛剂。

◉ 应用巴比妥类药物。

　✿ 先予以苯巴比妥10mg/kg输注30min;之后,以5mg/(kg·h)输注3h;此后,以1mg/(kg·h)维持。

　✿ 其对儿童及青年难治性颅内高压,治疗效果通常较好。

　✿ 注意该药可能引起心肌抑制。

◉ 外科手术减压(颅骨切除术或脑叶切除术)。

◉ 测量膀胱压,如果发现存在显著的腹内高压,则应考虑行腹腔减压手术。

4. 特殊的颅外并发症

◉ 血流动力学不稳定

　✿ 通常由交感神经和副交感神经不正常兴奋所致。

◉ 高血压

　✿ 通常会很严重。

　✿ 避免应用长效降压药物和激进的治疗措施。

　✿ 积极治疗颅内高压。

◉ 低血压(常见于脑死亡患者)

　✿ 通常见于使用甘露醇或利尿剂之后,也见于凝血功能障碍引起的出血、尿崩症、甲状腺激素或皮质醇功能不足,及脑疝终末期。

　✿ 低血压的治疗包括维持适当的血容量(CVP 10～12mmHg),必要时可以应用血管收缩药物。

◉尿崩症

✤通常出现于创伤性脑损伤数小时或数天后,也可能很晚才出现。

✤钝性创伤性脑损伤患者的尿崩症发生率约为 15%,而严重穿透性创伤性脑损伤患者的尿崩症发生率为 40%。

✤临床特点是多尿、血浆渗透压增高、低渗尿。

✤治疗方式包括应用血管加压素或血管紧张素,及给予液体治疗。

★每小时应用 1/2 张生理盐水或 5% 葡萄糖溶液。

★如果尿量＞200mL/h,则应该量出而入,按统计的尿量补充同等量的液体。

★应用去氨加压素 1～2mg,每 1～2 小时 1 次,静脉输注或持续输注。

◉抗利尿激素分泌失调

✤临床特点是血浆渗透压减低,而尿渗透压增高。

✤治疗方式包括限制液体输入、输注高渗盐水及利尿剂。

◉弥散性血管内凝血(disseminated intravascular coagulation, DIC)。

✤常见于严重创伤性脑损伤患者,尤其是枪伤。

✤应密切监测创伤性脑损伤患者的凝血功能,早期输注血浆及血小板,积极治疗。

（蔡杰）

第八章　脑死亡判断及处理流程

1. 概　述

- 在美国南加州大学洛杉矶医学中心,所有脑死亡宣布都必须记录在脑死亡鉴定/确认临床检查表中(见表8-1)。
- 如果患者符合标准,请及时通知有关机构。
- 所有钝性或穿透性颅脑外伤及脑出血患者都应该有神经外科医师的会诊意见。
- 所有急性脑梗死患者都必须有神经科医师的会诊意见。
- 存活希望不大的创伤性脑损伤患者也应留在急诊外科(acute care surgery,ACS)继续进行复苏。
- 外科ICU应为其他科室的重型颅脑损伤患者提供医疗服务。
- 如果合适,可以考虑将患者转移到ACS/外科ICU进行救治,但必须经双方主治医师会诊讨论。
- 告知患者家属将对患者进行脑死亡检查,告知脑死亡检查的流程以及意义,并记录在病历中。
- 医务人员在任何时候都不应与家属讨论器官捐赠或器官捐赠的可能性。
- 脑死亡鉴定/确认临床检查表的每个项目都必须由医师填写并

签名。

◉由不同医师进行的第二次检查必须用第二份表格进行记录。

表8-1 脑死亡鉴定/确认临床检查表

脑死亡鉴定/确认 临床检查表	结论/意见
与脑死亡相一致的机制	
没有其他病因引起的昏迷,并排除下列情形	
药物/毒物	
代谢性因素	
生命体征	
体温＞35℃	
血压在正常范围	
神经系统检查	
言语刺激无反应	
瞳孔散大	
角膜反射消失	
头眼反射消失(排除脊髓损伤后进行)。 提示:在脊髓损伤存在的情况下,只要对患者进行眼前庭反射并且确认反射消失,即可不行头眼反射检查	
眼前庭反射消失	
咽反射消失	
伤害刺激躲避反射消失	
吮吸/足底反射消失(婴儿)	
呼吸暂停测试[$PaCO_2 \geqslant 60mmHg$,或者比基线水平(35～45mmHg)高20mmHg]	
如果由主治医师执行,那么对年龄≥18岁的成年患者进行1次呼吸暂停试验即可	

续表

脑死亡鉴定/确认 临床检查表	结论/意见
□我确认已遵照医院的规定进行了完整规范的临床检查,并确定患者已经脑死亡。 □我确认已在条件允许的情况下完成了临床检查。这是一项独立的检查,通过对脑血流及功能的客观检查,已确定患者脑死亡。 执业医师签名　　　　工号　　　日期　　　时间	

脑死亡鉴定/确认 客观检查	确认检查结果
脑血管造影	
放射性核素脑血流测试	
脑电图	
多普勒超声	
□我确认已完成该项诊断性检查,该检查结果符合脑死亡的客观标准。 执业医师签名　　　　　　工号　　　日期　　　时间 ※已注明日期及时间的死亡独立确认书(无论通过客观测试,还是通过临床检查),都将作为宣告死亡的正式医疗文书。	

2. 脑死亡声明

- ◉ 要求主治医师和住院医师必须参加相关培训并考核合格(脑死亡教学大纲和能力考试)。

- ◉ 如果两次临床检查均诊断为脑死亡,那么至少应保证有1次检查是由一名有资格的主诊医师完成的。

- ◉ 任何参与器官切除或移植的医师,不得鉴定或确认患者脑死亡。

- ◉ 只有在患者不能忍受呼吸暂停检查的情况下,才会进行确认试验。在其他任何情形下,必须与主治医师讨论后才能进行确认试验。

3. 脑死亡的临床标准

脑死亡的临床标准见表8-2。

表8-2 脑死亡的临床标准

脑死亡诊断项目	诊断标准		
疾病状态	具有与昏迷或脑死亡程度一致的临床诊断或发生机制，如脑梗死、脑出血、脑炎、脑瘤、脑疝		
生命体征	体温＞35℃； 血压在正常范围(按年龄调整)		
实验室检查	每一位接受脑死亡检查的患者都必须完成尿液毒理学检查和血清电解质检查。所有这些结果都必须记录在死亡报告的图表中。报告人还必须确认患者没有明显的代谢异常，因此不会干扰神经检查的结果		
神经系统检查(脑死亡标准)：	瞳孔：散大固定，对光反射消失。 咽/咳嗽反射：对口咽部气管导管移动无反应，对咽喉深部及气管导管内的吸痰无反应。 头眼反射：无论头朝左还是朝右转动，眼球均固定在前方(禁止在疑有脊髓损伤的患者中进行)。 眼前庭反射(冷热试验)：将冰水注入一侧外耳道，无眼球震颤发生。 伤害刺激躲避反射：对中枢的疼痛刺激无反应。脊髓反射应当记录在死亡报告中。 呼吸暂停试验：在机械通气下，先予以10min纯氧，然后查血气分析作为基线值。之后，断开患者与呼吸机的连接，给予高流量吸氧，持续10min或直到患者生理状态无法继续耐受。复查动脉血气分析，与基线值进行比较。如果$PaCO_2$比基线值上升了20mmHg，而患者仍无自主呼吸，则提示患者脑死亡		
签名	报告人的签名表明他或她亲自核实了每项临床检查的结果		
确认脑死亡检查和脑灌注试验的时间间隔	年龄	两次检查时间间隔	确认性脑灌注检查
	8～60天	48h	每次检查需要重复确认
	61天～12个月	24h	只需要做1次
	1～17岁	12h	酌情
	≥18岁	2h	酌情

续表

脑死亡诊断项目	诊断标准
通知器官移植部门	如果机械通气患者符合下列一条或一条以上的标准,则请在1h内电话联系器官移植机构。 ·GCS<5分。 ·脑干反射消失(瞳孔、角膜、咳嗽、咽)。 ·开始讨论终止治疗,撤出生命支持措施,不进行心肺复苏

4. 严重创伤性脑损伤患者的液体管理

严重创伤性脑损伤的急诊评估见图8-1。

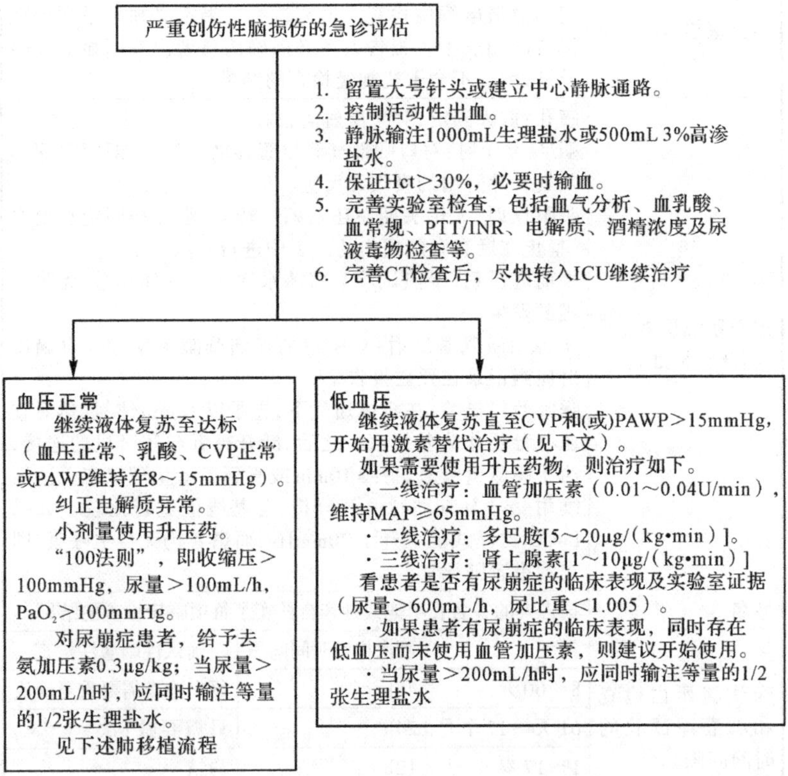

```
严重创伤性脑损伤的急诊评估
```

1. 留置大号针头或建立中心静脉通路。
2. 控制活动性出血。
3. 静脉输注1000mL生理盐水或500mL 3%高渗盐水。
4. 保证Hct>30%,必要时输血。
5. 完善实验室检查,包括血气分析、血乳酸、血常规、PTT/INR、电解质、酒精浓度及尿液毒物检查等。
6. 完善CT检查后,尽快转入ICU继续治疗

血压正常

继续液体复苏至达标(血压正常、乳酸、CVP正常或PAWP维持在8~15mmHg)。

纠正电解质异常。

小剂量使用升压药。

"100法则",即收缩压>100mmHg,尿量>100mL/h,PaO$_2$>100mmHg。

对尿崩症患者,给予去氨加压素0.3μg/kg;当尿量>200mL/h时,应同时输注等量的1/2张生理盐水。

见下述肺移植流程

低血压

继续液体复苏直至CVP和(或)PAWP>15mmHg,开始用激素替代治疗(见下文)。

如果需要使用升压药物,则治疗如下。

·一线治疗:血管加压素(0.01~0.04U/min),维持MAP≥65mmHg。

·二线治疗:多巴胺[5~20μg/(kg·min)]。

·三线治疗:肾上腺素[1~10μg/(kg·min)]

看患者是否有尿崩症的临床表现及实验室证据(尿量>600mL/h,尿比重<1.005)。

·如果患者有尿崩症的临床表现,同时存在低血压而未使用血管加压素,则建议开始使用。

·当尿量>200mL/h时,应同时输注等量的1/2张生理盐水

图8-1 严重创伤性脑损伤的急诊评估

◉所有创伤性脑损伤患者都应避免低血压和低氧血症。

◉每4小时重复实验室检查。

◉如有必要,按照ACLS/ATLS指南执行。

◉不要用降压药物来治疗高血压。

5. 对潜在器官捐献患者的处理

◉许多生理性紊乱与严重脑损伤或死亡有关。

✱心血管系统:高血压、低血压、心动过速、心动过缓、心律失常。

★机制如下。

◎创伤性脑损伤患者释放大量儿茶酚胺引起外周血管阻力及血压升高。

◎心率、心肌收缩力及心排血量均会相应地增加。

★治疗措施。

◎对高血压和心动过速的治疗。

❖由于持续时间短,因此极少需要治疗。

❖如果需要治疗,则宜选用容易被滴定或逆转的短效药物。

◎对低血压的治疗。

❖治疗目标是稳定患者的血流动力学,以保证脏器有足够的灌注。

❖低血容量是低血压的最常见原因。低血容量的病因包括失血、血液渗漏至第三间隙、使用利尿剂控制ICP、渗透性利尿及尿崩症引起多尿。

❖如果患者不再有血容量的丢失而仍然存在低血压,则首选血管加压素(0.01~0.04U/min)。

❖多巴胺和(或)肾上腺素滴注为二线治疗药物。

◎患者的容量状态应通过中心静脉导管、肺漂浮导管及超声检查进行持续监测。

✿肺：神经源性肺水肿。

★机制如下。

◎儿茶酚胺的剧烈释放导致外周血管阻力升高，导致左心压力升高，超过肺血管压。

★治疗措施。

◎胸部X线以及动脉血气分析可以用于评估低氧血症。

◎可以适当增加呼吸机呼气末正压(positive end expiratory pressure,PEEP)以及吸入氧浓度。

◎可以考虑更改通气模式，选择气道压力释放通气(airway pressure release ventilation,APRV)或经鼻高流量氧疗。

✿血液系统：凝血病。

★机制如下

◎脑组织损伤后，持续释放组织凝血活酶和纤溶酶原，导致凝血病。

◎这是可预见的疾病，通常发生于受伤后的早期，尤其穿透性创伤性脑损伤患者中。此外，低温和血液稀释也能导致凝血功能障碍。

★治疗措施

◎用血浆、血小板和冷沉淀物等血液制品有望纠正凝血功能紊乱。

◎在临床出现弥散性血管内凝血前，就应开始积极纠正凝血功能。

✿内分泌系统：尿崩症(diabetes incipidus,DI)。

★机制如下。

◎脑死亡导致脑垂体缺血，影响下丘脑-垂体轴功能。

◎ 这个过程使得血管加压素释放减少,导致多尿、脱水、高钠血症以及高渗状态。

★ 治疗措施。

◎ 如果血钠水平＞150mmol/L并且尿量＞200mL/h,则应开始治疗尿崩症。

❀ 若尿量＞200mL/h,则应同时输注与尿量等量的1/2张生理盐水。

❀ 如果血压正常,则建议每2～8小时给予去氨加压素0.3μg/kg。

❀ 如果存在低血压,则建议开始按0.01～0.04U/min的速率应用血管加压素。

❀ 目标尿量＜200mL/h。

✿ 内分泌系统:甲状腺素和皮质醇降低。

★ 机制如下。

◎ 脑死亡也会影响下丘脑-垂体-甲状腺轴的功能,从而导致低T_3、低T_4、低TSH,或3种均降低,皮质醇也一样会降低。

★ 治疗措施。

◎ 一旦患者需要使用升压药物,就应开始用激素替代疗法(见下文)。

◎ 注意:当开始补充甲状腺素时,通常也需要积极补充钾。

6. 潜在的肺供体

◉ 标准:对血流动力学稳定[升压药物＜5μg/(kg·min)],胸片相对清晰,且无支气管镜下肺炎证据(气道内未见脓液)的患者,应考虑作为潜在的肺供体进行管理。

◉ 注意事项如下。

✤ 抬高床头 ≥30°。

✤ 早期应用激素替代治疗。

✤ 改用 APRV 模式维持肺泡的开放。

✤ 如果患者血流动力学稳定,则尽可能地减少液体入量。

✤ 只要血流动力学稳定,就应输注 0.5mg/kg 甘露醇进行利尿治疗。

✤ 切记不要冒着复苏不足再次出现心搏骤停的风险来最大限度地改善肺部的状况。

✤ 对于需要使用升压药物的患者,应不断地评估容量状态。

7. 激素替代治疗

◉ 治疗前措施。

✤ 保证血容量,维持中心静脉压 ≥7mmHg。

✤ 输血以维持血红蛋白 >10g/L 或 Hct>30%。

✤ 纠正电解质失衡,尤其注意纠正血钾的异常。

◉ 激素治疗的先决条件。

✤ 在完成上述三项措施的情况下,仍然需要联合使用多种升压药维持血压,用量超过 15μg/(kg·min)(所有升压药物剂量相加)才能维持收缩压 >100mmHg。

◉ 激素替代疗法(既往称为 T₄方案)。

✤ 按下列顺序进行快速的静脉给药。

★1 安瓿 50% 高糖。

★2g 甲强龙。

★20U 普通胰岛素。

★20μg 甲状腺素。

✤ 先将200μg甲状腺素 T₄加入500mL生理盐水中(0.4μg/mL)。

✲通过调整T_4的用量来尽可能地降低升压药物的剂量，以维持目标血压。

★患者的体重＞45kg，以25mL/h的速度开始应用（＝10μg/h）。

★患者的体重为34～45kg，以19mL/h的速度开始应用（＝7.6μg/h）。

★患者的体重为22.5～34kg，以13mL/h的速度开始应用（＝5.2μg/h）。

✲30～60min后，患者通常会出现心率增快，同时伴有体温和血压的升高。

✲注意密切监测血钾水平。少数患者可能需要补充大量的钾。

8. 宣告死亡

◉**神经系统的死亡标准。**

✲见上述脑死亡。

◉**心肺的死亡标准。**

✲在美国南加州大学洛杉矶医学中心接受培训的任何住院医师和主治医师均有权力进行宣告。

✲患者呼吸循环功能完全停止。

✲通过合适的临床检查及血流动力学检查来确认。

★心搏、脉搏及呼吸等各种反应均消失。

★脉压消失呈一直线，或者多普勒超声监测提示血流停止，或者心电图检查提示心电静止。

✲呼吸循环停止是不可逆的。

✲在患者循环功能停止后，应再继续观察5min。

✲死亡的日期和具体时间应当由有资格的医师如实记录。

✿死亡的具体时间应比循环功能停止的时间至少晚5min。

✿对于任何心脏死亡后考虑器官捐赠的死亡声明,必须由不涉及器官保护或器官移植的医师宣布。

永远不要和家属谈论器官捐赠。尽快联系器官移植机构。应假设所有的患者都是潜在的器官捐献者,直到器官移植机构提出不同的建议。

(蔡杰)

第九章 创伤性脊髓损伤

1. 概 述

◉ 脊髓损伤的严重程度

脊髓损伤的严重程度采用美国脊髓损伤协会(American Spinal Injury Association, ASIA)的损伤评定量表进行评估(见表9-1)。

表9-1 脊髓损伤评定量表

评定级别	描述
A	完全性脊髓损伤。骶段S_4～S_5没有运动或感觉功能
B	感觉不完全。在神经平面以下(包括最低位的骶段),保留部分感觉功能但无运动功能(骶段S_4～S_5有轻触觉或针刺觉,或者存在深部肛门压力感觉)。并且在神经平面以下,身体两侧保留的运动功能不超过3个平面
C	运动不完全。在神经平面以下存在运动功能,且神经损伤平面以下有一半以上的关键肌肌力<3级(0～2级)
D	运动不完全。在神经平面以下存在运动功能,且神经损伤平面以下有一半以上的关键肌肌力≥3级
E	正常。患者可能曾经出现脊髓损伤,但目前感觉和运动功能在所有节段均正常

2. 临床综合征

⦿ **完全性脊髓损伤。**

✿ 损伤平面以下所有的运动和感觉功能均消失。

⦿ **中央脊髓综合征。**

✿ 四肢肌力减弱，上肢肌力受累最重。

✿ 损伤平面以下感觉消失。

✿ 肠道和膀胱功能障碍。

✿ 对老年创伤患者应高度警惕此类损伤。

⦿ **前脊髓综合征。**

✿ 前脊髓综合征是由前侧脊髓损伤引起的。

✿ 损伤平面以下双侧的运动功能、轻触觉、痛温觉消失。

✿ 本体感觉(深感觉)保留。

⦿ **脊髓后部损伤综合征。**

✿ 脊髓后部损伤综合征是由脊髓后部损伤引起的。

✿ 痛温觉消失。

✿ 运动和本体感觉保留。

⦿ **脊髓半切综合征。**

✿ 脊髓半切综合征是由脊髓右侧或左侧不完全的横断或半切引起的。

✿ 常见于穿透性创伤。

✿ 损伤水平以下，出现同侧肢体运动瘫痪和本体感觉障碍。

✿ 损伤平面以下，对侧痛觉和温度觉障碍。

⦿ **脊髓休克。**

✿ 在出现损伤后，损伤平面以下的所有运动、感觉及脊髓反射全部消失。

✿ 球海绵体反射(在刺激阴茎和尿道时，出现肛门括约肌收缩)消失。

✤症状通常持续数天时间。

✤首先恢复的反射是肛门反射,标志着脊髓休克的结束。

✤脊髓休克结束后,没有任何功能的恢复,提示预后不良。

3. ICU内急性期的处理

◉激素的使用。

✤类固醇的使用应根据每位患者的具体情况而定,可以参考神经外科医师或脊柱外科医师的建议,酌情处理。

✤类固醇很少应用于脊髓损伤的患者。

✤指南建议如下。

★神经外科医师大会和美国神经外科医师协会不推荐在急性脊髓损伤患者中使用类固醇。

★加拿大急诊医师协会和美国急诊医学学会认为,用糖皮质激素来治疗脊髓损伤是一个可选项,但不是必选的标准治疗。

◉心血管系统的并发症。

✤最常见于颈髓损伤,有时也可见于上段胸髓的横断伤患者。

✤维持合适的血压十分重要,可以保证受损脊髓的充分灌注,同时也可减轻继发性缺血性损伤。

✤经验性的推荐意见是通过补液、输血或者应用升压药物,以维持平均动脉压在85～90mmHg或以上。

✤神经源性休克。

★脊髓损伤使得交感神经传导受阻,血管张力下降,导致低血压。

★常发生于颈髓或上段胸髓的横断性损伤。

★低血压可能合并有心动过速或心动过缓,这与损伤的脊髓平面有关。

◎低血压合并心动过缓常发生于上端颈髓(C_1～C_5)损伤。

◎ 低血压合并心动过速常发生于低位颈髓及上端胸髓的横断性损伤。

◎ 对低血压的治疗可采用静脉输液、血管加压素及阿托品，少数病例可能需要安装体外起搏器。

◎ 及时清除来源于损伤部位的出血。

◎ 持续时间为数天至数周。

◉ **自主神经反射异常。**

✤ 自主神经反射异常通常是创伤性颈髓损伤的晚期并发症，但也可能出现于入住 ICU 的阶段，是需要紧急处理的急症。

✤ 特征性的临床表现有阵发性的高血压伴有头痛、心动过缓（有时可能表现为心动过速）、面色潮红和大汗。

✤ 高血压是危及生命的急症，如果处理不及时，可能导致癫痫发作、视网膜出血、肺水肿、肾功能不全、心肌梗死、脑溢血甚至死亡。

✤ 自主神经反射异常可由任何疼痛或损伤平面以下的强烈刺激所诱发。最常见的自主神经反射异常是由膀胱扩张和粪便嵌塞导致的肠扩张。

✤ 治疗措施包括消除诱因（腹部膨胀、膀胱问题及急性的腹腔病变等），使用短效药物控制高血压。

★ 最常用的降压药物有硝苯地平和硝酸酯类；其他的药物包括哌拉唑嗪、卡托普利、特拉唑嗪、美卡拉明、二氮嗪和酚苄明。

◉ **呼吸系统并发症。**

✤ 常见的呼吸系统并发症包括呼吸衰竭、肺水肿、肺炎和肺栓塞。

✤ 呼吸系统并发症在高位颈髓损伤患者中的发生率最高（85%），在胸髓损伤患者中也很常见（65%）。

✤C_5及C_5以上颈髓损伤的患者,在入院后短短几小时内即可能出现呼吸肌麻痹而导致急性呼吸衰竭。因此,对此类患者应尽可能早地行气管内插管。

✤创伤性脊髓损伤患者如果存在低位颈髓或高位胸髓损伤,则当出现呼吸增快、用力肺活量下降、$PaCO_2$升高或者PaO_2下降等提示呼吸衰竭的临床表现时,应尽快行气管插管和正压支持通气。

✤首选在脊柱同轴制动保护下进行快速诱导插管;但如果时间紧迫,则使用可弯曲的纤维支气管镜引导插管也是一种安全有效的方式。

✤除非短期内可以拔除气管插管,否则在插管7～10d或以后应考虑行气管切开。

◉低体温。

✤由于创伤性脊髓损伤患者外周血管扩张,导致散热增加,所以患者普遍存在低体温的症状。

✤应常规应用保暖装置来预防低体温。

◉胃肠道并发症。

✤常见的胃肠道并发症包括麻痹性肠梗阻及严重的便秘。

✤对有些患者应留置鼻胃管;并且在入院后最初几天内即开始常规的肠道管理。

✤对应激性溃疡,建议应用质子泵抑制剂(proton pump inhibitor,PPI)来预防应激性溃疡,从入院开始,持续4周。

4. 一般处理

◉对所有合并有颈椎、胸椎、腰椎神经功能缺损的患者,都必须进行以下的监测或治疗。

✤脊柱制动。

★在完成所有急诊检查期间,均应做好充分的脊柱预防措施。

★在患者到达急诊科后,必须尽早移除长的脊柱背板。

★对疑有颈椎损伤的患者,应使用硬性颈托固定颈椎。

✿对颈椎及高位胸椎损伤的患者,应常规留置鼻或口胃管及尿管。

✿在脊柱损伤经过处理稳定后,将床头抬高30°。

✿加强肺与气道的清理。

✿对胸部进行物理疗法。

✿规律地翻身及变换体位。

✿使用气垫床。

✿皮肤护理。

✿每日监测受压部位(骶骨、枕骨、颏、嘴唇及根骨)。

✿使用踝足矫形固定装置。

✿单用或联合应用下列措施以预防深静脉血栓。

★应用充气加压装置。

★皮下注射低分子量肝素。

★行下腔静脉滤器植入术。

◉对不完全脊髓损伤的患者,特别是神经功能进行性恶化的,以及合并硬膜外或硬膜下血肿的患者,应紧急施行脊髓减压术和脊柱内固定术。

◉对完全脊髓横断损伤的患者,紧急脊髓手术是否有效有待进一步验证,大多数神经外科医师或脊柱外科医师不支持此法。然而,当患者存在脊柱不稳定骨折或脱位时,应尽早考虑行选择性的脊柱固定术,以促进患者康复。

(蔡杰)

第十章　医院获得性感染的诊断和治疗

1. 导尿管相关性尿路感染

- ◉ **定　义**
  - ✿ 导尿管相关性尿路感染指患者留置导尿管后,或者拔除导尿管48h内发生的肾脏、膀胱、输尿管、尿道的感染。
    - ★ 必须是有症状的感染(无症状的菌尿不算)。
    - ★ 间断的导尿管感染不属于导尿管相关的尿路感染(catheter-related urinary tract infections,CAUTI)。
- ◉ **预　防**
  - ✿ 正确使用留置导尿管。留置导尿管的指征有以下几个方面。
    - ★ 急性尿潴留。
    - ★ 需严格监测危重患者的出入量。
    - ★ 不稳定的创伤。
    - ★ 促进尿失禁患者的伤口愈合。
    - ★ 直肠、结肠或者泌尿生殖系统的手术。
    - ★ 无菌置管,引流装置密闭通畅。
  - ✿ 应每日评估是否需要留置导尿管。

◉ 治　疗

✿ 用恰当的抗生素治疗有临床症状且尿培养菌落＞1×10⁵cfu 的患者。

★ 对于可疑导尿管相关的尿路感染,在细菌培养结果回报前,要查阅医院特定抗生素的耐药报告。

2. 中心导管相关性血流感染

◉ 定　义

✿ 中心导管的尖端位于或者靠近心脏,或位于大血管内(肺动脉、上腔静脉、下腔静脉、头臂静脉、颈内静脉、锁骨下静脉、髂外静脉、髂总静脉、股静脉)。

✿ 对于中心导管留置时间超过48h的患者,如果通过血培养找到了确切的病原菌,就可以诊断中心导管相关性血流感染。

✿ 血流感染应该与另一部位的感染不相干。例如,如果血流感染的病原菌与腹腔感染病原菌相同,则不能诊断为中心导管相关性血流感染;导管培养找到不同的病原菌,才能诊断为中心导管相关性血流感染。

◉ 预　防

✿ 置管技术方面。

★ 执行手卫生。

★ 置管部位应设置最大无菌屏障,用手术衣、铺巾,并要进行皮肤消毒。

★ 使用氯己啶溶液消毒。

★ 避免股静脉置管,首选锁骨下静脉,其次是颈内静脉。

★ 导管上只保留满足患者管理需求的最少数量的接头。

★ 长期置管使用PICC。

★ 在穿刺部位覆盖干纱布,或半透膜敷贴,或者用氯己啶溶

　　　液浸润的棉球。

　　★当置管时间＞5d或者中心导管相关性血流感染的发生率高于基准率时,可使用专门的导管,如米诺环素和(或)利福平涂层导管,或者洗必泰和(或)磺胺嘧啶银导管。

✿中心导管的维护。

　　★在接触导管时,注意手卫生。

　　★在每次使用导管接头前,用消毒剂清洁接头。

　　★每2天更换纱布敷料。

　　★至少每周更换透明敷料。

　　★当敷料变湿、受污染或者脱落时,立即更换。

　　★更换敷料时应用无菌技术,戴无菌手套。

　　★没必要定期更换导管。

　　★每日对留置的中心导管进行评估,尽早拔管。

✿重新置管。

　　★无须定期更换中心导管来预防中心导管相关性血流感染。

　　★不要应用引导导丝更换中心导管以预防中心导管相关性血流感染。

　　★不要仅仅因为发热就拔除中心导管,应根据临床情况判断拔管时机。

◉治　疗

✿24h内拔除所有中心导管。

✿开始经验性治疗,根据临床情况和可能的病原菌选择相应的抗生素。

　　★经验性治疗常常包括应用万古霉素。

　　★根据临床情况和病情的严重程度,选择覆盖革兰阴性杆菌的抗生素。

　　★根据血培养和药敏结果进行降阶梯治疗。

✤疗程至少为7d,可长达14d,根据病情而定。

★当患者体内有植入物或者发生心内膜炎时,治疗所需的时间更长。

✤对于出现持续发热、心动过速、严重白细胞计数增多的患者,需要排除感染性心内膜炎。

✤对于需要长期留置导管的患者,如果临床情况稳定,没有感染性心内膜炎,且血培养中没有发现金黄色葡萄球菌、铜绿假单胞菌或者真菌,则可以尝试应用抗生素治疗相关感染,避免拔管。

✤当插入部位出现感染时,应拔除导管并留取渗出液、抽取外周静脉血、取导管头进行细菌培养。

✤对于导管头培养阳性但无临床症状的患者,不需要全身应用抗生素治疗。

3. 呼吸机相关事件

◉随着有关专家共识和指南的出台,呼吸机相关事件及呼吸机相关肺炎的标准和诊断也不断更新。

◉将定期更新的疾病控制中心指南用于医院报告和文档记录(见下文)。

◉呼吸机相关事件的治疗。

✤在采集标本后,立即开始应用广谱抗生素。

✤抗生素的选择取决于细菌是否可能为多重耐药菌,可能的情况如下。

★认为不是多重耐药菌感染的处理。

◎头孢曲松(2g,每日1次,静脉注射),氨苄西林钠舒巴坦钠(3g,每6小时1次,静脉注射),左氧氟沙星(750mg,每日1次),厄他培南(1g,每日1次,静脉注射)。

★怀疑为多重耐药菌感染的处理方法如下。

◎高危因素包括：①90d前应用过抗生素；②近期住院时间≥5d；③社区或者医院耐药发生率高；④免疫缺陷，选择联合治疗的患者。

◎第一梯队药物治疗如下。抗绿脓杆菌：头孢菌素类[头孢吡肟(2g，每8小时1次，静脉注射)或者头孢他啶(2g，每8小时1次，静脉注射)]，碳青霉烯类[亚胺培南(1g，每8小时1次，静脉注射)，美罗培南(1g，每8小时1次，静脉注射)]或哌拉西林他唑巴坦(4.5g，每8小时1次，静脉注射)。

◎第二梯队药物治疗如下。抗绿脓杆菌：氟喹诺酮类[环丙沙星(400mg，每8小时1次，静脉注射)]，氨基糖甙类(庆大霉素)，妥布霉素(7mg/kg，静脉注射)或者丁胺卡那(20mg/kg，静脉注射，每日1次)。

◎第三梯队药物(如果怀疑为MRSA)包括利奈唑胺(600mg，静脉注射，每12小时1次)或者万古霉素(15～20mg/kg，静脉注射，每8～12小时1次)。

★特异性和敏感性一旦恢复，应立即更改抗生素。

★抗生素应用8d(从应用的第1天开始)。

★注意：在应用抗生素3d后，若肺泡灌洗液培养定量分析呈阳性结果，则提示有新的病原菌或者产生了耐药性，应该对现有抗生素进行分析，并且可能要更改抗生素应用方案。

4. 难辨梭状芽孢杆菌感染临床实践指南

◉难辨梭状芽孢杆菌感染的概况

✲应该根据临床表现和实验室检查结果确定诊断。

★腹泻(不成形大便排泄≥3次/24h)。

★大便检验或者毒素检验出难辨梭状芽孢杆菌阳性,或者结肠镜发现假膜性肠炎。

★大多数患者在前8周内使用过抗生素或者抗肿瘤药物。

✲难辨梭状芽孢杆菌肠炎或者憩室炎虽然少见,但可被识别。

✲并发症包括脱水、电解质紊乱、低蛋白血症、中毒性巨结肠、肠穿孔、低血压、肾功能衰竭、全身炎症反应综合征(systemic inflammatory reaction syndrome,SIRS)、脓毒症和死亡。

◉**难辨梭状芽孢杆菌感染的诊断**

✲要检测难辨梭状芽孢杆菌或其毒素,只能用腹泻的粪便标本(未成形的);只有在怀疑难辨梭状芽孢杆菌导致肠梗阻时,才用非腹泻的粪便标本。

✲不建议检测无症状患者的粪便,也不建议通过粪便检验判断患者是否已被治愈。

✲粪便培养是最敏感的测试,但不具有临床实用性,因为需要等待很长的时间。

✲在南加州医学中心采用毒素PCR测试。

✲在同一阵腹泻期间反复检查粪便的价值不大。

◉**感染的控制与预防**

✲医务人员及探访者在进入难辨梭状芽孢杆菌感染患者的房间时,应该戴手套和穿隔离外套。

✲强调手卫生,并优先用肥皂和流动水冲洗,而不是用含酒精的手消毒制剂(酒精对难辨梭状芽孢杆菌是无效的)。

✲在腹泻期间,坚持接触预防措施。

✲尽量降低抗生素的使用频率和缩短使用期限,减少抗生素的数量。

◉ **感染的治疗**

✻ 尽快停止应用相关抗生素,因为使用抗生素可能增加难辨梭状芽孢杆菌感染复发的风险。如果其他感染需要使用抗生素,那么应选择发生难辨梭状芽孢杆菌结肠炎概率小的抗生素,例如万古霉素、氨基糖苷类或磺胺类药物。

✻ 一旦怀疑是严重或复杂的难辨梭状芽孢杆菌感染,就应尽早开始经验性治疗。

✻ 如果有可能,应尽量避免应用抗蠕动剂,因为抗蠕动剂可能掩盖症状,诱发中毒性巨结肠。

✻ 甲硝唑是首次发作的轻中度难辨梭状芽孢杆菌感染的首选药物。
　　★ 剂量:500mg,口服,3次/d,疗程为10～14d。

✻ 万古霉素是重症难辨梭状芽孢杆菌感染的首选药物。
　　★ 剂量:125mg,口服,4次/d,疗程为10～14d。

✻ 万古霉素口服(如果有肠梗阻,那么可经直肠给药),联合或者不联合静脉应用甲硝唑,是严重、复杂感染的首选治疗方法。
　　★ 剂量和用法如下。
　　　　◎ 万古霉素500mg,口服,4次/d。
　　　　◎ 将万古霉素500mg加入100mL生理盐水中,保留灌肠,每6小时1次。
　　　　◎ 甲硝唑500mg,静脉滴注,每8小时1次。

✻ 病情严重的中毒性巨结肠患者可能发生结肠穿孔、坏死性结肠炎或者多器官功能衰竭,应考虑行结肠切除术。对某些患者行结肠造口或者结肠灌洗,或许能避免结肠切除。

✻ 乳酸水平5mmol/L,白细胞计数为50×10^9/L的患者,围手术期死亡率增高。

✻ 对于难辨梭状芽孢杆菌第1次复发的患者,通常采取与首次发作相同的治疗方案,但应该按病情严重程度分层。

❋ 在难辨梭状芽孢杆菌第1次复发后,不要使用甲硝唑,并且避免长期使用甲硝唑,因为其可能导致慢性神经毒性。

❋ 在用万古霉素治疗难辨梭状芽孢杆菌二次复发或者后期复发时,首选递减和(或)脉冲式短程冲击疗法。

(林进团)

第十一章　脓毒症的诊断和治疗

1. 定　义

◉ 全身炎症反应综合征(systemic inflammatory response syndrome, SIRS)需至少满足以下两条。

✱ 心率＞90 次/min。

✱ 呼吸＞20 次/min。

✱ 体温＜36℃或者＞38℃。

✱ 白细胞计数＜4×10^9/L 或者＞12×10^9/L,或者未成熟中性粒细胞占比＞10%。

◉ 脓毒症即 SIRS 合并感染。

◉ 严重脓毒症即脓毒症合并器官功能障碍。

◉ 脓毒性休克即严重脓毒症合并低血压,并且液体复苏不能逆转低血压的症状。

2. 严重脓毒症和脓毒性休克的处理:第一个 24 小时的治疗

◉ 推　荐

✱ 对经初始补液试验(20mL/kg 平衡盐溶液)后,血压仍低或者乳酸≥4mmol/L,或者因感染导致器官功能障碍的脓毒症患者,需要实施程序化的复苏救治。

✿第一个6小时的治疗目标如下。

★在应用抗生素前留取血培养或者其他细菌培养标本。

★应用广谱抗生素。

★应用合适的实验室检查和影像学检查,以明确感染部位。

★液体复苏的目标如下。

◎中心静脉压8～12mmHg。

◎平均动脉压≥65mmHg。

◎尿量≥0.5mL/kg。

◎中心静脉血氧饱和度≥70%或者混合静脉血氧饱和度≥65%。

◎乳酸降至正常水平。

✿恰当的补液。要求快速补充平衡盐溶液或者血液制品,补液量至少为20mL/kg。

◉建　议

✿如果第一个6小时不能达到血流动力学目标,则可以采取输血的方式使HCT≥30%,或者应用去甲肾上腺素(最大剂量可达30μg/min)。

3.明确感染源

◉推　荐

✿在应用抗生素前留取标本进行细菌培养,但不能因此明显延误应用抗生素的时机。

★至少留取两套血培养。若有深静脉导管,则其中一套血培养经外周静脉留取,另一套经深静脉导管留取。

★其他部位的培养(最好是定量的)。

◎尿。

◎脑脊液。

◎伤口。

◎如果有气管插管,则留取肺泡灌洗液;如果没有气管插管,则留取痰液。

◎其他可能是感染源的体液。

✤影像学检查立即确认潜在的感染灶。

✤收集潜在感染灶的标本。

✤当患者病情不太稳定而不宜转运时,应做床旁检查(如超声检查)。

4. 抗生素治疗

◉推　荐

✤一旦诊断为严重脓毒症和脓毒症休克,应立即静脉应用抗生素。

　★在应用抗生素前,留取细菌培养标本。

　★注意:若抗生素延误使用(即使是数小时),则患者死亡率和并发症发生率会增加。

✤在初始经验性抗生素治疗时,可以应用1种或者多种抗生素覆盖所有可能的病原菌(细菌和真菌)。

✤所选择的抗生素能够进入可疑的感染部位,并能够达到合适的血药浓度。

✤每日评估抗生素的应用情况。

　★预防细菌耐药性,避免毒性,降低费用。

✤对于已知或者可疑的假单胞菌感染,或者中性粒细胞减少的患者,应考虑联合用药。

✤经验性应用广谱抗生素时间为3~5d或以下。

✤应根据检出的病原菌和药敏结果尽早降阶梯应用抗生素。

✿抗生素的应用应持续至临床症状缓解。

✿对于以下情况,应延长抗生素的疗程。

★患者临床反应变慢。

★局灶感染难以引流。

★有植入装置。

★结核,寄生虫感染。

★心内膜炎。

★脑膜炎。

★免疫缺陷,包括中性粒细胞减少。

★感染科会诊提出的建议。

5. 感染灶控制

◉推　荐

✿应尽快寻找并确认特殊感染源。

✿如果有需要外科手术或者介入治疗的指征,则应该在初始复苏后立即实施,以控制感染源。

✿对所有严重脓毒症的患者,应评估感染灶是否可控制。控制感染源的方法有以下几种。

★脓肿引流。

★清除坏死组织。

★移除潜在的感染装置。

★当血管通路被认为是可疑的感染病灶时,应建立新的血管通路,并移除原来的血管通路。

◉建　议

✿如果胰腺周围坏死感染被认为是潜在感染灶,那么最好在存活组织和坏死组织边界形成后,再进行确定性干预治疗。

6. 液体疗法

◉推　荐

✿液体复苏应使用晶体液或者血液制品。

✿液体复苏的目标是将中心静脉压升至8～12mmHg。

✿补液复苏时间应该足够长,以持续改善血流动力学(包括血压、心率、尿量)。

✿若怀疑血容量低,则给予补液治疗(晶体液至少20mL/h,持续30min)。

✿脓毒症休克患者可能需要更快、更多的输液。

✿如果心脏充盈压力(中心静脉压,肺动脉阻断压)升高,但同时心率、血压、尿量没有得到改善,则要减慢补液速度。

7. 升压药

◉推　荐

✿如果经过液体复苏不能达到血流动力学目标,则开始应用升压药物。

✿目标是使平均动脉压升至65mmHg。

✿对于脓毒性休克患者,首选去甲肾上腺素。

✿应用血管加压素(0.04U/min),且可以与去甲肾上腺素同时应用。

✿肾上腺素、多巴胺、去氧肾上腺素、血管加压素不作为脓毒性休克的首选升压药物,只有在液体复苏和应用去甲肾上腺素后不能达到目标时,才能应用。

✿对于所有需要应用升压药物的患者,都应该尽早放置动脉导管、深静脉导管或者肺动脉导管。

8.正性肌力药

◉ 推　荐

✿ 多巴酚丁胺可用于心功能障碍的患者。心功能不全表现为心脏充盈压升高、心排血量降低或者射血分数降低。

✿ 不应该用心指数是否正常来指导治疗。

9.激　素

◉ 推　荐

✿ 氢化可的松的用量不超过300mg/d。

✿ 脓毒症患者如果不伴有难治性休克,则不应该用激素。

✿ 对于入院前正在应用激素的患者,应予以维持治疗。

◉ 建　议

✿ 对于液体复苏和儿茶酚胺药物治疗无反应的难治性脓毒性休克患者,应当考虑静脉应用激素。

★ 尝试24h内给予氢化可的松50mg,每6小时1次。如果血流动力学有改善,则可以继续应用。如果应用24~48h,血流动力学无改善,则要停用激素。

✿ 促肾上腺皮质激素刺激试验不用来判断成年脓毒症患者是否存在肾上腺皮质功能不全。

✿ 对于脓毒性休克患者,如果有氢化可的松,就不用地塞米松。

✿ 如果需要应用激素,但没有口服氢化可的松,替代的激素又无盐皮质激素作用,那么就应该每天额外口服氟氢化可的松50μg。

✿ 如果有氢化可的松可供应用,那么氟氢化可的松为次选。

✿ 在停用升压药后,可停用激素。

10. 血液制品管理

● 推　荐

✤ 当血红蛋白浓度低于 70g/L 时,应该输血(血红蛋白目标值为 70~90g/L)。在组织低灌注改善后,可停止输血。

✤ 输血的指征包括以下几点。

★ 心肌缺血和(或)发绀型心脏病。

★ 严重低氧血症。

★ 急性失血。

★ 乳酸性酸中毒。

● 建　议

✤ 如果没有出血的表现或者计划内的侵入性操作,那么不应该用血浆纠正轻度的实验室凝血功能异常。

✤ 当脓毒症患者的血小板计数 $< 10 \times 10^9$/L 时,无论有无出血,都应输注血小板。

✤ 当血小板计数 $< 20 \times 10^9$/L 并且有明显的出血风险时,应输注血小板。

11. 其他考虑

● 控制血糖水平

✤ 血糖水平应不超过 10mmol/L。

● 碳酸氢盐的使用

✤ 如果患者有乳酸酸中毒并且 pH> 7.15,那么一般不应用碳酸氢钠溶液来改善患者的血流动力学。

● 应激性溃疡的预防

✤ 严重脓毒症或脓毒性休克患者有出血的风险,应该用 H_2 受体阻滞剂或质子泵抑制剂来预防应激性溃疡。

12. 真菌感染

◉ **真菌感染的处理总则**

✿ 侵袭性真菌感染的确诊依赖于阳性的真菌培养结果或者组织病理检查结果。

✿ 若要等到确切的真菌感染证据出来后再开始治疗,则死亡率往往会增加。

✿ 间接的真菌感染依据或者真菌感染的高危因素可以作为开始抗真菌治疗的依据。

✿ ICU最常见的真菌感染是念珠菌感染,用氟康唑治疗通常是有效的。

　★ 氟康唑对白色念珠菌、白假丝酵母菌、近平滑假丝酵母菌感染是有效的。

　★ 克柔念珠菌对氟康唑耐药。

　★ 光滑念珠菌对氟康唑呈剂量依赖性(见表11-1),推荐剂量为10mg/(kg·d)。

✿ 真菌感染会增加患者ICU住院时间。

表11-1　常用的抗真菌药物

抗真菌药物	活性	剂量	不良反应
两性霉素B	对大多数真菌是有效的,尽管有报道称其对鲁希特念珠菌是耐药的	两性霉素B 0.5～1.0mg/(kg·d),输注1～4h; 脂质体制剂:3～5mg/(kg·d),输注1～2h	两性霉素B发热,寒颤,心动过速;肾毒性;脂质体制剂少见输注反应和肾毒性

续表

抗真菌药物	活性	剂量	不良反应
氟康唑	为治疗白色念珠菌感染的一线药物,对光滑念珠菌感染的治疗与剂量相关;克柔念珠菌对氟康唑耐药	首剂 800mg,接着 400mg/d	多种药物相互作用;在使用过程中要密切监测肝肾功能;与输注反应相关
伏立康唑	对白色念珠菌、光滑念珠菌和克柔念珠菌有效	3～6mg/kg,每 12 小时 1 次	视力障碍;肝酶水平升高
卡泊芬净	为大多数念珠菌属的杀菌剂,包括对唑类耐药的菌属;对鲁希特念珠菌的敏感性可能较低	100～150mg/d,用于对唑类耐药的念珠菌感染	组胺相关的输注反应;在使用过程中要密切监测肝肾功能

13. ICU念珠菌感染的管理

◉ **念珠菌血症的管理**

✤ 一旦诊断为念珠菌血症,就应拔除所有静脉导管和动脉导管。

✤ 立即开始恰当的抗真菌治疗,并且持续治疗14d(从最后1次培养结果算起)。

✤ 念珠菌血症患者有发生感染性眼内炎的风险,这可危及患者的视力,应该请眼科医师行扩瞳检查。

✤ 请超声科医师评估有无心内膜炎。

◉ **泌尿系念珠菌感染的管理**

✤ 对无症状的念珠菌菌尿症的治疗不改变临床预后;但中性粒细胞减少或者肾移植患者例外,对他们应该采取治疗措施。

✤ 若有任何输尿管置入物(导管或者支架),应该立即更换或者移除。

✽对有症状(发热、排尿困难、腹痛、白细胞增多)的患者,应该应用合适的抗真菌药物并治疗7～14d。

◉念珠菌腹膜炎的管理

✽可能与损伤或胃肠道吻合口漏有关。

✽抗真菌治疗的疗程根据患者的反应而定,一般需要2～3周。

✽可能需要外科治疗。

◉对可疑播散性念珠菌病的经验性治疗

✽播散性念珠菌病患者的临床表现不一,可以表现为轻微的症状,也可能表现为脓毒性休克。

✽真菌培养需要3～5d。对高风险的患者,应该尽早开始抗真菌治疗。

✽如果真菌培养确认是阴性的,就应该停止抗真菌治疗。

✽无须常规行预防性抗真菌治疗。

✽对有多种真菌感染危险因素的患者,应该给予经验性治疗,危险因素如下。

★念珠菌定植在多个部位。

★中心静脉导管。

★肠外营养。

★长期应用抗生素。

★急性肾衰竭。

★透析。

★胃肠道手术。

★ICU住院时间长。

★应用免疫抑制剂。

(林进团)

第十二章　危重症患者的营养支持

1. 综　述

◉ 对危重症患者早期进行肠道营养治疗是一种积极主动的态度,有利于降低患者感染的发生率,加快康复,改善患者预后。

❋ 肠道营养的目标。

　　★ 早期给予营养支持,但又不是过早开始。

　　★ 优选肠内营养。

　　★ 当肠内营养不能耐受或者无法实现时,才考虑肠外营养。

❋ 肠道营养的方法。

　　★ 经口摄入。

　　★ 经导管肠内喂养。

　　★ 肠外营养。

❋ 肠道营养的评估(见图12-1)。

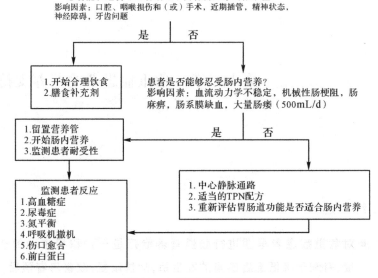

患者能否进食（咀嚼/吞咽）并保持足够的摄取量？
影响因素：口腔、咽喉损伤和（或）手术，近期插管，精神状态，
神经障碍，牙齿问题

是　　　否

1.开始合理饮食
2.膳食补充剂

患者是否能够忍受肠内营养？
影响因素：血流动力学不稳定，机械性肠梗阻，肠
麻痹，肠系膜缺血，大量肠瘘（500mL/d）

1.留置营养管
2.开始肠内营养
3.监测患者耐受性

是　　　否

监测患者反应
1.高血糖症
2.尿毒症
3.氮平衡
4.呼吸机撤机
5.伤口愈合
6.前白蛋白

1. 中心静脉通路
2. 适当的TPN配方
3. 重新评估胃肠道功能是否适合肠内营养

图 12-1　肠道营养的评估

2. 热量需求

◉ 传统的营养评估指标(如白蛋白、前白蛋白、人体测量)在危重
症患者治疗中无效。

◉ 危重症患者处于应激状态,机体处于分解代谢状态。

◉ 人体对热量的需求可以通过估算或者间接测量得到。

✽热量预计公式。

★简单的公式如下。所需热量＝25～30(kcal)×理想体重(kg)。

★创伤和危重症患者的肠外营养总摄入量每天不应超过
1800kcal。

✽间接测量热量法。

★测量整个机体的氧耗量(VO₂)及二氧化碳排出量(VCO₂),
从而获得机体的能量代谢消耗情况。

★ 应用代谢床(一种特殊的设备)测量机体30min内的氧气消耗量及二氧化碳生成量。

★ 所得数据推算为24h数据,用下列公式计算出静息能量消耗(resting energy expenditure,REE)。REE＝[(3.9×VO_2)＋(1.1×VCO_2)－61]×1440。

★ 该方法的缺陷是设备昂贵,需要特殊的专业人才操作并阐释。

★ 如果患者吸氧浓度大于0.50(FiO_2＞0.50),则设备中的氧传感器往往不敏感。因此,不适用于一些危重症患者。

★ 在美国南加州大学洛杉矶医学中心,这些数据由呼吸科测得。

✤碳水化合物、脂肪、蛋白质的需求量。

★ 计算出的热量需求量是非蛋白质热量。

★ 对大多数患者来说,非蛋白质热量中碳水化合物和脂肪的热占比为70:30。

★ 对高血糖和伴有二氧化碳潴留的肺部疾病患者,可考虑降低碳水化合物的比例。

★ 除去非蛋白质热量外,每天应该根据蛋白质的丢失、外科伤口以及潜在疾病情况,额外给予1.5~2.0g/kg的蛋白质。

★ 蛋白质的需求量可以用氮平衡公式计算而得,并通过伤口愈合、血尿素氮(blood urea nitrogen,BUN)和前蛋白水平进行监测。

3. 肠内营养

●肠内营养的概况。

✤肠内营养(enteral nutrition,EN)是危重症患者摄取营养的首选途径。

❋提供肠内营养,不仅可为重要器官提供热量和必需的营养,而且能通过防止肠道黏膜萎缩、刺激局部及免疫系统来提高机体防御能力。

❋肠内营养应在入院后尽早开始(在最初的24~48h);在开始喂养后48~72h达到目标。

❋当患者血流动力学不稳定时[如需要大量的正性肌力药或血管活性药,和(或)需要大量的液体或血液来维持组织灌注时],应该限制肠内营养。

❋一旦患者完全复苏和情况稳定,就可以开始肠内营养。

❋在患者撤除升压药物或者仅需低剂量升压药物维持时,应该考虑开始或者重启肠内营养。

● 免疫营养。

❋对于危重症患者,常规免疫营养的作用是有争议的。某些类型的免疫营养可能对某些患者群体有益,但对其他患者却没有什么好处,甚至是有害的。

❋理论上,可以通过提供特定的营养素(谷氨酰胺、精氨酸、核苷酸、ω-脂肪酸、支链氨基酸、维生素和微量元素),增强患者免疫系统功能。

❋免疫营养物质可以加强患者黏膜屏障,增强细胞防御,减少全身炎症。

❋美国重症医学会和肠内肠外营养协会建议如下。

★对于接受重大择期手术、创伤、烧伤和接受机械通气的危重症患者,应考虑应用免疫营养。

★对严重脓毒血症患者(APACHE Ⅱ＞15分)应用免疫营养会导致更严重的后果。

❋在美国南加州大学洛杉矶医学中心,免疫营养常用于烧伤患者,但很少应用于其他患者。

◎**肠内营养。**

✿依据估算的肠内营养时间长短,选择不同的肠内营养方式。

✿不耐受的原因包括胃排空不足、严重的胃食管反流和胰腺炎。

★短期使用肠内营养的方式如下。

◎鼻胃管(nasal-gastrie tube,NG)或者经口胃管(oral-gastrie tube,OG,经鼻气管插管患者)。

◎鼻空肠营养管(nasal-jejunal tube,NJ)用于不能耐受经胃营养者或有高误吸风险的患者。

★长期使用肠内营养的方式如下。

◎可以经皮内镜下胃造口置管或者经皮内镜下空肠造口置管,也可以通过放射介入或外科手术实现。

◎对任何接受过上腹部手术的患者,都可采取外科手术或者介入手术放置导管。

✿ICU患者营养支持的标准计算方法如下。

★所需热量的计算方法:热量需要量＝理想体重(IBW)×25kcal/(kg·d)。

★一般情况下,在开始管饲时,宜采用1kcal/mL的管饲制剂。

★如果患者需要控制液体摄入量,或有肾衰竭或者其他临床征象而需要低容量的管饲肠内营养,则可以应用更浓(1.5～2kcal/mL)的配方制剂。

★管饲速度的计算方法,就是将每日所需热量除以配方的热量浓度(kcal/mL),然后除以管饲的时长(一般初始喂养时间应该是24h)。即:速度(mL/h)＝(每日所需热量/管饲营养液的热度)/24(h/d);例如:[2000(kcal/d)/1(kcal/mL)]/24(h/d)＝83(mL/h)。

★在使用配方为1kcal/mL的营养液时,计算出来的数据大体上是每小时摄入营养液(mL)等于理想体重(kg)。

◉经胃肠内营养。

✲腹部X线片或者胸部X线片确认胃管(经鼻胃管/经口鼻管)在恰当的位置是很有必要的。

✲保持床头抬高≥30°。

✲选择合适的营养配方。

✲开始管饲的速度为20mL/h,每4小时增加20mL,直至达到目标。

✲对于ICU患者,无须将胃潴留量监测作为常规护理。胃潴留量与肺炎、食管反流、误吸的发病率无关。

✲如果监测胃潴留量,则应每4小时监测1次。

★如果胃潴留量>200mL,则考虑应用胃肠道动力药物(不要持续肠内营养)。

★如果胃潴留量>500mL,则停止给予肠内营养。

★通过连续的腹部X线片重新评估患者。

★如果没有机械性肠梗阻或者麻痹性肠梗阻,则可以开始予以胃肠道动力药物。

★如果胃潴留没有缓解,则可考虑经空肠喂养。

✲一旦患者能够耐受并达到肠内营养的目标,就可以根据治疗需要开始分段循环喂养或者分餐进食。

✲如果患者便秘 (没有证据显示肠梗阻或者肠麻痹),则可采取以下措施。

★肛门指诊。

★使用肠道药物,如多库酯钠(100mg,2次/d,按时服用)和氧化镁乳剂(每12小时30mL,按时服用,有排便后再根据需要服用)。

✲如果患者有腹泻,则采取以下措施。

★排除感染原因[尤其是伴有白细胞计数升高和(或)发热

的患者]。

★在肠内营养中加入纤维素(瓜尔豆胶,2次/d,1次1包)。

◉经空肠营养。

❋确认空肠营养管在适当的位置(需要行腹部X线检查)。

❋保持床头抬高≥30°。

❋开始管饲的速度为10mL/h,每6小时增加15mL,直至达到目标。

❋无须监测胃潴留量。

❋如果患者出现腹痛、恶心或者呕吐,则应停止肠内营养,并评估患者是否出现远端梗阻或者肠麻痹。

❋一旦患者能够耐受并达到肠内营养的目标,就可以根据治疗需要开始分段循环进食,但是不要分餐进食。

4.肠外营养

◉肠外营养(parenteral nutrition,PN)营养剂由碳水化合物、脂类和氨基酸混合而成。

◉标准配方包括电解质、维生素和矿物质。

◉法莫替丁和胰岛素等药物可以混合在这些溶液中。

◉肠外营养只应在不能耐受肠内营养的患者中进行。

❋对于住进ICU时没有营养不良证据的患者,肠外营养可在入院后3～5d开始。

❋对于住进ICU时就有营养不良证据的患者,肠外营养应在24h内启动。

◉可以通过中心静脉导管(current-volage characteristic,CVC)或经外周静脉穿刺置管(percutaneously inserted central catheter,PICC),建立中心静脉通路。

◉如果没有中心静脉通路,那么经由外周静脉注射低渗透压

（＜850mOsm/L）肠外营养液是可以接受的（外周肠外营养，PPN）。

◉ 在美国南加州大学洛杉矶医学中心，只有配方A被用于外周静脉注射（见表12-1）。

◉ 启动肠外营养，目标为25～30kcal/(kg·d)。从半量开始，在接下来的2～3d增加到目标值。

◉ 所需热量应该符合非蛋白质热量值。

◉ 通过对蛋白质损失和基础疾病的评估，来估测蛋白质需要量（1.5～2.0g/kg）。所选营养配方应该含有适量的蛋白质。

◉ 在肠内营养7～10d后仍然不能满足60%以上的热量和蛋白质需求时，应该将肠外营养作为补充（见图12-2）。

表12-1 肠外营养配方

肠外营养配方	配方中最终浓度（每单位含量）	通路*	容量（mL/U）	总热量（kcal/U）	非蛋白质热量（kcal/U）	肝素（U/L）	MVI-13（mL/d）	MTE-5（mL/d）
A	标准脂肪液配方糖5%/氨基酸3%/脂肪5%（糖50g，蛋白30g，脂肪50g）	P/C	1000	790	670	1000	10	1
B	标准葡萄糖液配方糖25%/氨基酸4.25%（糖250g，蛋白42g）	C	1000	1018	850	0	10	1
C	高蛋白葡萄糖液配方糖25%/氨基酸5%（糖250g，蛋白50g）	C	1000	1050	850	0	10	1

续表

肠外营养配方	配方中最终浓度（每单位含量）	通路*	容量（mL/U）	总热量（kcal/U）	非蛋白质热量（kcal/U）	肝素（U/L）	MVI-13（mL/d）	MTE-5（mL/d）
D	控制液体量的葡萄糖液配方 糖35%/氨基酸5%（糖350g,蛋白50g,）	C	1000	1390	1190	0	10	1
E	控制液体量的脂肪液配方 糖6.7%/氨基酸3.9%/脂肪6.7%（糖50g,蛋白30g,脂肪50g）	C	750	790	670	1000	10	1
F	低蛋白葡萄糖液配方（肝功能不全者适用）糖46.7%/氨基酸2.8%（糖350g,蛋白21g）	C	750	1274	1190	0	10	0.5
G	低蛋白葡萄糖液配方（肾功能不全者适用）糖46.7%/氨基酸2.8%（糖350g,蛋白21g）	C	750	1274	1190	0	10	0.5

* P/C＝可用于外周或中心静脉注射;C＝只能用于中心静脉注射。MVI-13＝成年人多种维生素注射液;10mL提供以下营养:维生素C 200mg,维生素A 3300U,维生素D_3 200U,维生素B_1 6mg,维生素B_2 3.6mg,维生素B_6 6mg,烟酰胺40mg,泛醇15mg,维生素E 10U,维生素K 150mcg,叶酸600mcg,维生素H 60mcg,维生素B_{12} 5mg。MTE-5浓缩液(1mL)提供:锌5mg,铜1mg,锰0.5mg,铬10mg,硒60mg。营养液配方A和E中包含有肝素(1000U/L)。

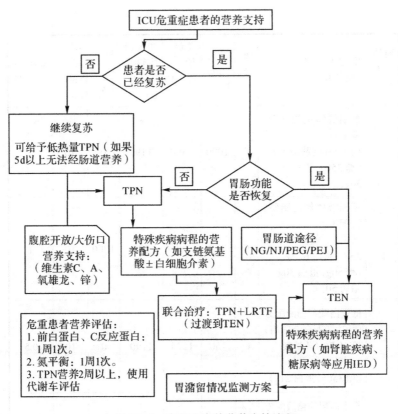

图 12-2　危重患者的营养支持流程

注：PEG：percutaneous endoscopic gastrostomy，经皮内镜下胃造瘘术；PEJ：percutaneous endoscopic jejunostomy，经皮内镜下空肠造口置管术；EN：enteral nutrition，肠内营养；PN：parenteral nutrition，肠外营养；IED：immune-enhancing enteral diet，免疫增强肠内营养；TEN：total enteral nutrition，全肠内营养；LRTF：low rate tube feedings，低速率管饲；TF：tube feedings，管饲；NG：nasal-gastric tube，胃管；TPN：total parenteral nutrition，全肠外营养；NJ：nasal-jejunal tube，经鼻空肠管；OG：orogastric tube，经口胃管。

（刘立）

第十三章 酒精戒断的治疗

1. 有酒精戒断风险的患者

- ◉ 酒精戒断综合征的表现包括自主性多动症、幻觉、惊厥和震颤性谵妄。
- ◉ 通常在戒酒24～48h后出现。
- ◉ 高达50%的创伤患者有过量饮酒史。
- ◉ 存在酒精戒断风险的患者：男性每天饮酒量＞2个标准量,女性每天饮酒量＞1个标准量。
  - ✿ 1个标准量酒精含量＝12g,各种酒的换算关系如下。
    - ★ 啤酒355mL＝1个标准量。
    - ★ 葡萄酒150mL＝1个标准量。
    - ★ 烈酒45mL＝1个标准量。

2. 酒精戒断综合征的风险筛查

- ◉ 既往史收集。
  - ✿ 每天饮酒量。
  - ✿ 饮酒时间。
  - ✿ 在72小时内是否有饮酒史?

❈既往有无酒精戒断综合征的病史?

◉CAGE(cut-down,annoyed,guilty,eye-opener)问题。

❈cut-down:患者是否觉得应该戒酒?

❈annoyed:患者是否因饮酒被批评而恼火?

❈guilty:患者是否因饮酒而有负罪感?

❈eye-opener:患者是否觉得每天第一件事情是饮酒?

◉如果患者在72h内曾经饮酒并且上述问题中有2个及2个以上的回答"是",或既往有酒精戒断综合征病史,则为高风险患者。

3.酒精戒断综合征风险患者的管理

◉所有患者应接受如下处理。

❈硫胺素200mg,每天1次,静脉注射(急性酒精戒断综合征患者,每天3次)。

❈叶酸1mg,静脉注射,每天1次。

❈硫酸镁2~4mg,静脉注射,每天1次,连续使用3d。

❈葡萄糖(不能在注射硫胺素前使用)。

4.非机械通气患者的管理

◉对于因酒精戒断综合征而倒地的患者,应送往ICU。

◉临床应用酒精戒断反应评估量表修订版(alcohol withdrawal assessment scoring guidelines,CIWA-AR)进行评估(见表13-1)。

❈需患者合作,评估内容包括恶心、呕吐、焦虑、幻觉和头痛。

❈评分范围为0~7分。

★8分以上,有危险。

★8分以下,每4~8小时评估1次,连续评估72h。

★8分以上,每1小时评估1次,直到评分小于8分;然后,每2小时评估1次,连续评估8h;后续再每4小时评估1次。

表 13-1　酒精戒断反应评估量表修订版(CIWA-AR)

恶心/呕吐——按0~7等级计分	震颤——患者平伸手臂及手指
0:无症状	0:无震颤
1:轻度恶心,无呕吐	1:看不见,触摸到手指尖震颤
2	2
3	3
4:间断恶心	4:中度,患者伸展手臂可以观察到
5	5
6	6
7:持续恶心,频繁干呕或呕吐	7:严重,患者不伸展手臂也能观察到
焦虑——按0~7等级计分	激越——按0~7等级计分
0:患者无焦虑,很轻松	0:正常活动
1:轻度焦虑	1:部分正常活动
2	2
3	3
4:中度焦虑或警觉,推断焦虑	4:中度烦躁和不安
5	5
6	6
7:等同于严重谵妄或急性分裂性反应的状态	7:来回踱步或身体剧烈摆动
阵发性出汗——按0~7等级计分	定向障碍和感知觉器官异常
0:无出汗	问题"今天是什么日子?""你在哪里?""我是谁?"
1:几乎察觉不到的出汗	按0~4等级计分
2	0:无异常
3	1:不能连续回答问题或不能确定日期
4:额头上出现汗滴	2:日期判断错误,误差不超过2d
5	3:日期判断错误,误差超过2d
6	4:人物或地点失定向
7:大汗淋漓	

触觉异常	听觉异常
问题"是否有痒感、针刺感、烧灼感、麻木感或小虫在皮肤上下爬行的感觉?"	问题"是否感觉周围有声音?声音是否刺耳?是否因此受到惊吓?是否听到感觉困扰的声音?是否听到事实上自己清楚并不存在的声音?"
0:无异常	0:无异常
1:非常轻微的痒感、针刺感、烧灼感或麻木感	1:非常轻微的刺耳声或受惊吓声
2:轻微的痒感、针刺感、烧灼感或麻木感	2:轻微的刺耳声或受惊吓声
3:中度的痒感、针刺感、烧灼感或麻木感	3:中度的刺耳声或受惊吓声
4:中度幻觉	4:中度幻觉
5:重度幻觉	5:重度幻觉
6:极其严重幻觉	6:极其严重幻觉
7:持续幻觉	7:持续幻觉
视觉异常	触觉异常
问题"灯光是不是太亮了?它的颜色与平常不同吗?眼睛是否受伤害?看到什么困扰你的事情或者你是否看到明知并不存在的事情?"	问题"头部感觉是否与平时有所不同?头部是否感觉有束带紧箍感?"但不包括头晕目眩的感觉
0:无异常	0:无异常
1:非常轻微的感光异常	1:非常轻微
2:轻微的感光异常	2:轻微
3:中度的感光异常	3:中度
4:中度幻觉	4:中重度
5:重度幻觉	5:重度
6:极其严重幻觉	6:非常严重
7:持续幻觉	7:极其严重

注:对 CIWA-AR 量表中 10 项标准进行评估并打分;除"定向障碍和感知觉器官异常"项只有 0~4 个分值外,其他每项标准都有 0~7 个分值;对 10 个项目评分后的累计分值为该患者当时的 CIWA-AR 的总分值;任何患者,如果 CIWA-AR 的总分值在 8 分或以上,就应该开始预防性用药;如果开始是计划性用药,而 CIWA-AR 总分值在 15 分或以上,则应该按需增加药物治疗。

✿应用药物治疗的目标是使其评分小于8分。

★苯二氮䓬类药物。

◎苯二氮䓬类药物的应用应视病情而定,非常规用药(减少药物使用总量和降低发生并发症的风险)。

◎对肝衰竭或重度肝硬化患者,需调整用量。

◎每1～4小时静脉注射安定5～10mg。

❖如果仍然难以处理,则请示上级医师。

◎每30分钟静脉注射纳洛酮1～4mg。

❖纳洛酮老年患者和肝功能受损患者首选纳洛酮。

❖极量可每30分钟注射纳洛酮20mg。

❖如果仍然难以处理,则请示上级医师。

★日常用药。

◎受体阻滞剂(维持适当的血压和心率)。

❖如果患者没有自主神经功能障碍的表现,则可以不常规使用β受体阻滞剂。

❖每12小时经口或经鼻胃管给予美托洛尔25～50mg。

❖每天经口或经鼻胃管给予阿替洛尔50mg。

◎α_2受体激动剂。

❖每8小时经口或经鼻胃管给予可乐定0.1～0.2mg或每1小时使用可乐定透皮贴0.2mg。

◎氟哌啶醇。

❖如果需要,每2小时给予口服或静脉注射氟哌啶醇2.5～5mg。

❖确保镁离子在正常水平(并且检测心电图QT间期)。

5. 机械通气患者的管理

●对机械通气患者应采用镇静方案(见上述镇静部分)。

◉可单独使用丙泊酚,或者用苯二氮䓬类加β受体阻滞剂和(或)α_2受体激动剂(使用方法见上述)。

◉盐酸右美托咪定(右旋美托咪定)结构与可乐定相似,可能对酒精戒断综合征有效,但目前其应用仅见于个案报道。

(程新生)

第十四章 疼痛、焦虑和谵妄的处理

1. 疼痛与镇痛

◉ **总 则**

✿ICU患者疼痛的常见原因如下。

★原发疾病。

★有创性操作。

★创伤。

★监测与治疗手段,如置入尿管、胃管、鼻导管及气管插管等。

★日常护理,包括吸痰、物理治疗、换药、输液及给患者移动位置。

★长时间的制动。

✿疼痛可能导致以下问题。

★睡眠不足。

★筋疲力尽。

★定向障碍。

★易怒。

✿疼痛引起的应激反应有心动过速、心肌耗氧量增加、血液高凝、免疫抑制和高分解代谢。

✿疼痛可刺激疼痛区周围肌肉的保护性反应,导致全身肌肉僵直或痉挛,从而限制胸壁和膈肌运动,进而造成呼吸功能障碍。

✤ 疼痛评分(1～10分)(见图14-1)必须在入院记录、体格检查、日常病程中记录。生命体征不能单独作为疼痛的评估工具。

疼痛的数字化量尺

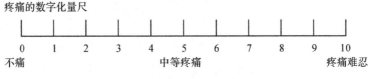

图14-1 疼痛的数字化量尺

✤ 若疼痛评分＞3,则需要记录及治疗。

✤ 疼痛的非药物干预方法如下。

★ 注意使患者保持恰当的体位。

★ 骨折的固定。

★ 减少对躯体的激惹刺激。

★ 运用热敷或冷敷治疗。

✤ 疼痛的药物干预方法如下。

★ 对中度疼痛患者,采取少量静脉推注镇痛药物,然后缓慢滴注的方法,直至达到镇痛要求,避免呼吸抑制和血流动力学不稳定。

★ 对中-重度疼痛患者,应采取持续静脉泵入镇痛剂的方法。反复少量推注的方法往往难以控制疼痛。

★ 自控镇痛可能更适用于清醒患者,尤其术后患者。

◉ 常用药物

✤ 芬太尼

★ 间断注射剂量:0.35～1.5μg/kg,静脉注射。

◎ 体重为70kg的成年人的剂量:25～100μg,静脉注射。

◎起效时间:90s。

◎峰值:无数据。

◎维持时间:1~2h。

★持续输注剂量:0.7~12μg/(kg·h)。

◎首选持续输注。

◎也可经皮下途径。

★常见并发症有以下几种。

◎呼吸抑制。

◎心动过缓。

◎过敏反应。

◎长时间输注后出现镇静。

◎特异性胸壁僵硬(少见)。

★禁忌证如下。

◎对药物过敏者。

★药物过量的拮抗处理。

◎吗啡酮(纳洛酮)0.2~2mg,静脉注射(从0.2mg开始逐步递增)。

◎隔2~3分钟可重复。

◎如果无静脉通路,也可经皮下或肌肉注射,但吸收量可能因人而异,尤其是危重症患者。

★芬太尼药代动力学。

◎主要经肝脏代谢;未代谢部分经肾脏排出。

◎当持续泵入时,药物半衰期为16h。

✽吗啡

★间断注射剂量:0.05~0.15mg/kg,静脉注射。

◎体重为70kg的成年男性的剂量:4~10mg,静脉注射。

◎起效时间:5min。

◎峰值时间:20min。

◎维持时间:3~7h。

◎吗啡为自控镇痛(patient-controlled analgesia,PCA)的理想药物。

★持续输注剂量:0.07~0.5mg/(kg·h)。

◎不推荐将持续输注作为首选。

★常见并发症如下。

◎过敏反应,低血压,呼吸抑制,镇静。

★禁忌证如下。

◎过敏。

◎肾衰竭。

★药物过量的拮抗处理。

◎吗啡酮(纳洛酮)0.2~2mg,静脉注射(从0.2mg开始逐步递增)。

◎每2~3分钟可重复。

◎如果无静脉通路,也可经皮下或肌肉注射,但吸收量可能因人而异,尤其是危重症患者。

★吗啡的药代动力学。

◎对于肾功能不全患者,其活性代谢产物3-葡糖苷酸吗啡可持续存在于血液循环中,可能导致镇静延长。

✱盐酸二氢吗啡酮(hydromorphone)

★间断注射剂量:0.5~1.5mg,静脉注射,必要时隔4~6小时给药1次,从小剂量开始使用,并根据患者的反应决定是否终止使用。

◎体重为70kg的成年男性的剂量:0.5~1.5mg,静脉注射,必要时隔4~6小时给药1次。

◎起效时间:10~15min。

◎峰值时间：15～30min。

◎维持时间：2～3h。

◎半衰期：2～4h。

★不建议连续给药，可考虑0.4mg/h滴定，直至患者感到舒适为止。

★常见并发症如下。

◎呼吸抑制。

◎过敏反应。

◎连续用药后镇静。

★禁忌证如下。

◎对药物过敏。

★药物过量的拮抗处理。

◎吗啡酮(纳洛酮)0.2～2mg，静脉注射(初始剂量为0.2mg)。

◎每2～3分钟可重复。

◎如果无静脉通路，则也可经皮下或肌肉注射。

✤酮咯酸

★非甾体消炎镇痛药。

★间断剂量：15～30mg静脉注射或肌肉注射，每隔6小时1次。

★并发症如下。

◎过敏反应。

◎血小板功能障碍。

◎肾衰竭。

◎胃肠道出血。

★禁忌证如下。

◎对阿司匹林或非甾体消炎镇痛药过敏者。

◎老年患者。

　　◎肾衰竭患者。

　　◎活动性出血患者。

　　◎血小板功能障碍患者。

　　◎冠脉搭桥术后围手术期镇痛患者。

❀硬膜外镇痛

　　★适应证如下。

　　◎开胸术。

　　◎剖腹术。

　　◎多发肋骨骨折。

　　◎连枷胸。

　　★放置硬膜外导管前准备。

　　◎对钝性伤患者,应通过临床或影像学检查明确胸腰部
　　　脊髓情况。

　　◎确认患者凝血功能正常。

　　◎在放置导管及拔除导管前12h停用抗凝药(包括预防性
　　　使用肝素)。

　　★在放置硬膜外导管时,应该与麻醉疼痛管理小组取得联系。

2. 躁动和镇静

●躁动是ICU患者的常见现象。

●躁动的不利影响有以下几个方面。

❀通气不协调。

❀增加氧耗。

❀意外脱管。

❀心动过速。

❀低氧血症。

❀患者需要约束。

✿导致患者受伤。

◉导致躁动的原因如下。

✿低氧血症。

✿低血糖。

✿低血压。

✿感染。

✿疼痛。

✿药物的不良反应。

✿酒精或药物的戒断。

✿睡眠剥夺。

✿定向障碍。

✿谵妄。

✿焦虑。

✿神经损伤。

◉镇静目标如下。

✿抗焦虑和健忘。

✿促进改善通气。

✿神经肌肉阻滞。

✿强化镇痛。

✿降低代谢及氧耗。

✿减轻应激反应。

✿保持患者安全与舒适。

✿减轻患者自主反应。

✿避免创伤后应激反应。

✿睡眠方式正常化。

◉非药物干预措施有如下几种。

✿环境管理并恢复正常睡眠周期(白天打开门、电视或收音机,开灯;睡眠时间关门、关灯,保持安静,尽可能减少打扰)。

❈患者保持合适的体位。

❈最佳通气管理。

❈反复重建定位。

❈减少有害环境刺激。

❈放松疗法。

❈纠正代谢异常。

◉药物干预方法如下。

❈应用镇静评分和镇静方案使镇静剂使用剂量最小化,以期改善ICU患者的预后。

❈镇静药的选择应根据患者情况、镇静药药理学及费用情况实行个体化原则。常用镇静剂见表14-1。

★丙泊酚和苯二氮䓬类药物仍然是主要的药物。

★右美托咪啶也适用于ICU患者镇静。

★与非苯二氮䓬类药物相比,用苯二氮䓬类药物镇静增加ICU停留时间及机械通气时间。

❈长时间镇静(2~4h或以上的镇静深度)应通过直接观察法或标准化量化表(如肌肉运动评估量表)来评估。

❈对非肌松患者,应每日暂停镇静1次,以便评估神经系统功能,并确定使患者维持处于安静可唤醒状态的最低的药物剂量。

❈对于ICU成年患者,轻度镇静的维持与良好预后相关。

◉镇静评估的内容如下。

❈理想的镇静需要做到以下几点。

★有明确的镇静终点。

★有易于学习与实施的评估量表。

★有可重复和临床有效的评估量表。

表14-1 重症病房常用的镇静剂

通用名	起效时间	半衰期	不良反应	负荷量	输注速度	解毒剂，单次有效治疗
地西泮	2~5min	20~120h	呼吸抑制；低血压；静脉炎	0.03~0.1 mg/kg，静脉注射，每隔0.5~6小时 2~10mg，静脉注射，每隔3~4小时	没推荐	氟马西尼（注射用氟马西尼）0.2mg，45~60s重复，至最大量1mg
劳拉西泮	15~20min	8~15h	呼吸抑制；低血压；大剂量导致肾衰竭；丙二醇中毒；代谢性酸中毒；高渗血症	0.02~0.06 mg/kg，每隔2~6小时	0.01~0.1 mg/(kg·h)*	氟马西尼（注射用氟马西尼）0.2mg，45~60s重复，至最大量1mg
咪达唑仑*	2~5min	3~11h	呼吸抑制；低血压	0.01~0.05 mg/kg，每隔0.5~2小时	0.02~0.1mg/(kg·h)	氟马西尼（注射用氟马西尼）0.2mg，45~60s重复，至最大量1mg
丙泊酚	1~2min	短时间使用：3~12h；长时间使用：50h±18.6h	注射疼痛；呼吸抑制；低血压；甘油三酯水平升高；胰腺炎；丙泊酚输注综合征	无	5~50μg/(kg·min)	无
右美托咪啶	5~10min	1.8~3.1h	心动过缓；低血压；房室传导阻滞	无	0.2~0.7μg/(kg·h)	无

注：*输注24h后，由于脂肪结合饱和，所以半衰期可能延长。

✿目前,可供使用的不同类型的镇静主观评估量表有肌肉运动评估量表(muscle movement assessment scale,MAAS),镇静与躁动评分(sedation-agitation scale,SAS),镇静程度评分(richmond agitation-sedation scale,RAS)等。

◉肌肉运动评估量表见表14-2。

✿量化范围为0~6。

✿评定者之间的评估稳定性较好,与视觉模拟量表高度相关。

✿心率、呼吸的变化与躁动活动显著关联。

表14-2 肌肉运动评估量表

分级	临床表现	检查与判断
0	无反应	强刺激时无运动
1	仅强刺激有反应	强刺激下睁眼、皱眉或转头
2	触摸有反应	接触刺激下可睁眼、皱眉或转头
3	安静能配合	无外界刺激就有活动,患者能调整被子及服从指令
4	躁动但能配合	无外界刺激就有活动,患者能调整被子但不服从指令
5	焦虑不安	无外界刺激就有活动,患者试图坐起,不服从指令
6	极度烦躁、不配合	无外界刺激就有活动,拉扯气管插管及各种导管,不能按要求安静下来

◉镇静的并发症如下。

✿呼吸抑制。

✿低血压。

✿谵妄。

✿心动过缓,QT间期延长。

✿免疫抑制。

✿静脉瘀血。

✿通气时间增加。

✿ICU停留时间增加。

✿住院费用增加。

✿无法识别的脑损害。

✿可能造成长时间的认知功能障碍。

◉ **镇静的每日唤醒。**

✿对于持续镇静的所有患者,每日唤醒是必需的。

★有助于镇静最小化。

★有利于评估基础的神经功能状态以及决定是否继续镇静。

★减少谵妄的发生。

★显著缩短机械通气时间。

★明显缩短ICU停留时间。

★减少神经功能诊断性检查。

★减少不良的心理结果。

★降低长期机械通气相关并发症。

✿每日唤醒的步骤。

★用MAAS评估镇静的等级。

★如果MAAS<3,则持续镇静直到MAAS=3。

★用滴定法调整镇静剂用量,直至MAAS=3。

★在发生躁动或严重不适之前,调整镇静剂用量。

3. 谵　妄

◉ **谵妄的要点。**

✿谵妄是一种综合征,其特征是急性发作、意识障碍和认知功能障碍可逆转,症状时轻时重。

✾在 ICU 机械通气的患者中,谵妄的发生率高达60%～80%。

✾谵妄患者可表现为躁动(活动增强的谵妄)、安静或昏睡(活动减退的谵妄)或在两者之间波动。

✾谵妄患者常见的错觉是幻觉和妄想,因此大多数谵妄发作尤其活动减退型患者易被忽略。

✾在 ICU 内,每多住一天都可能增加发生谵妄的风险,其年死亡风险高达10%。

◉谵妄的风险因素。

✾年龄。

✾发病前情况(高血压、酗酒等)。

✾有认知障碍基础性疾病(痴呆、帕金森、脑卒中)。

✾急性病。

✾脓毒症。

✾低氧血症。

✾代谢障碍。

✾药物。

✾睡眠障碍。

◉谵妄的评估与预防。

✾对所有 ICU 患者都应常规监测谵妄,并将此作为 ICU 集束化护理(如 ABCDEF bundle,集束化护理)的一部分予以执行。

✾有多种谵妄评估工具[ICU 意识模糊评估表(confusion assessment method for the intensive care unit,CAM-ICU),ICU 谵妄筛查表(intensive care delirium screening checklist,ICDSC)]用于评估机械通气和非机械通气的患者。

❈谵妄的预防方式分为非药物、药物及两者联合方式。

❈氟哌啶醇或非典型抗精神病药物预防性应用并不降低谵妄的发病率或缩短谵妄的持续时间。

❈非药物方式包括以下几个方面。

　★早期活动及康复。

　★睡眠改善,睡眠/觉醒周期正常化。

　★减少不必要的可诱导谵妄发作的药物的使用。

　★重建定位功能。

　★纠正脱水、低氧血症。

　★及时去除导管和躯体制动。

◉谵妄的治疗。

❈只有在进行适当的非药物干预治疗却无效之后,才能使用药物。

❈恰当地治疗疼痛。

❈避免使用苯二氮䓬类药物,除非怀疑有酒精或苯二氮䓬类药物戒断症状。

❈抗精神病药物(如氟哌啶醇)可作为治疗的药物。

　★抗精神病药物可增加发生尖端扭转型室性心动过速的风险。

　★应当用12导联心电图或床边监测仪每日监测QTc间期。

4. 药物肌松

◉由于应用神经肌肉阻滞剂(neuromuscular blocking agent,NMBA)常常有诸多并发症,所以传统认为这是最后的干预手段,但其对有严重呼吸衰竭的患者可能还是有帮助的。常用神经肌肉阻滞剂见表14-3。

◉应该在与负责该患者的上级医师讨论后,才决定是否应用肌肉松弛剂。

表 14-3　常用神经肌肉阻滞剂

药物	用法和不良反应
维库溴铵	为非去极化型骨骼肌阻滞剂。 间歇剂量：①初始剂量为 0.08～0.1mg/kg 理想体重,静脉注射；更大剂量可按 0.3mg/kg 快速给予。②维持剂量为 0.01～0.015mg/kg,隔 25～45 分钟按需使用。 持续给药：初始剂量以 0.08～0.3mg/kg 注入；随后,以 1μg/(kg·min)输注[正常范围为 0.8～1.2μg/(kg·min)]。 对肾衰竭患者不需减量。 不良反应：过敏,心律失常,支气管痉挛,低血压。
阿曲库铵	为非去极化型骨骼肌阻滞剂。 间歇剂量：①初始剂量为 0.15～0.2mg/kg,静脉推注。②维持剂量为 0.03mg/kg,静脉注入,隔 40～60 分钟。 持续输注：0.15～0.2mg/kg,静脉推注；随后,以 1～3μg/(kg·min)维持。 ICU 长期使用,输注速度一般为 3μg/(kg·min)[范围为 0.5～10.2μg/(kg·min)]。 在肾衰竭或肝衰竭时,不需要减小剂量。 药物选择情况：①在应用维库溴铵肌松时,血流动力学方面表现为心率增加(例如＞20%)或者平均动脉压明显增加(＞110mmHg)；②同时使用皮质类固醇(＞72h)；③严重肾衰竭(CrCl＜30mL/min)；④有哮喘或支气管痉挛病史。 不良反应：心动过缓,脸红,皮疹。
潘库溴铵	为非去极化型骨骼肌阻滞剂。 间歇剂量：0.1～0.2mg/kg(通常为 0.1mg/kg),间隔时间为 1～3h(范围：0.04～0.2mg/kg)。 持续输注：负荷剂量为 0.04～0.10mg/kg,随后以 1～1.7μg/(kg·min)或 0.06～0.1mg/(kg·h)维持。 不良反应：心动过速,过敏,高血压,瘙痒,皮疹。

续表

药物	用法和不良反应
琥珀酰胆碱	为去极化型骨骼肌阻滞剂。 间歇剂量：①初始剂量为 0.6mg/kg（范围为 0.3～1.1mg/kg），持续 10～30s，总剂量可达 150mg。②维持剂量为 0.04～0.07mg/kg，根据需要每隔 5～10 分钟调整 1 次。 持续输注：2.5mg/min（范围为 0.5～10mg/min），不常规推荐。 适应证：短时间的手术，如气管插管。 不良反应：高钾血症，高钙血症，高颅压，心律失常，心动过缓。 不要在神经损伤、肌无力、大面积烧伤、挤压伤或高钾血症患者中使用

◉ **肌肉松弛剂使用要点。**

✿ 在应用神经肌肉阻滞剂之前，必须对患者行机械通气。

✿ 肌肉松弛剂应当与适当的静脉镇静镇痛药一起应用。

　★ 肌肉松弛剂不能缓解疼痛或镇静。

✿ 有计划地中断肌肉松弛剂的使用，以便评估患者的精神状态以及是否有必要持续使用肌肉松弛剂。

✿ 对神经肌肉阻滞治疗应予以监测，通过呼吸功能临床评估或者周围神经刺激评估，监测肌肉松弛剂对呼吸功能和外周神经的影响，及时调整剂量或终止治疗，减少或避免并发症的发生。

✿ 在神经肌肉阻滞期间，应该对所有患者进行预防性眼保健。

◉ **肌肉松弛剂使用的适应证。**

✿ 在呼吸衰竭治疗中应用肌肉松弛剂有三个主要好处。

　★ 通过限制胸壁和膈肌收缩来降低气道压力。

　★ 实施机械通气方式，避免患者产生拮抗。

　　　★降低骨骼肌运动所产生的氧耗。

❉肌肉松弛剂有助于气管插管,或控制气管插管患者颅内压,减少肌肉僵硬;有助于实施诊断性或治疗性操作。

❉可以短期改善腹内高压。

◉ 并发症及处理技巧。

❉使用神经肌肉阻滞剂的潜在不良影响包括以下几个方面。

　　　★不适当的镇静/镇痛,在没有气管插管的情况下可造成气道或呼吸运动的丧失;患者评估困难,延长神经肌肉阻滞剂的使用可产生快速耐药,患者不能咳嗽或清除分泌物而导致肺不张和肺炎;患者血流动力学变化,因患者不动而导致褥疮、静脉血栓形成和周围神经损伤;导致长时间的肌肉无力。

❉在使用肌肉松弛剂之前,一定要考虑风险−收益比。

❉对如下患者不用琥珀酰胆碱:制动超过6h,有任何神经肌肉功能障碍或者有大面积的挤压或烧伤的患者。因为琥珀酰胆碱可造成肌肉的去极化,导致不可逆的高钾血症和高钙血症,以致心搏骤停。

❉对于使用类固醇的患者,应当避免长期使用神经肌肉阻滞剂,因为这两种药物同时使用可增加危重患者发生多发性神经病变的风险。

❉如果患者有严重的肾和(或)肝功能异常,则应该考虑使用阿曲库铵。因为该药经血浆酯酶(Hofmann消除)代谢,不需要因肝肾衰竭而调整剂量。

❉如果患者需要持续的肌松,并且需要不断增加剂量来维持肌松水平(患者产生了快速耐药),则应考虑更换神经肌肉阻滞剂。

❉在美国南加州大学洛杉矶医学中心,维库溴铵是常用的肌肉松弛剂。

★ 维库溴铵为中效非去极化型肌肉松弛剂,不易引起组胺释放和心动过速(迷走神经抑制)等不良反应。

★ 起效时间为2～3min,持续作用25～40min。

★ 其经肾清除。在肾功能不全的情况下,可能发生药物及其活性代谢物的积聚。

★ 负荷量为0.1～0.2mg/kg(通常推注10mg),维持剂量为2～5mg/h。

◉ **肌松效果的监测。**

✤根据肌肉刺激的结果来滴定药物用量,确定维持剂量。

✤必须每4小时进行1次肌肉刺激并记录,每次刺激应产生1～2个抽搐。

✤在连续刺激4次后,如果没有发生抽搐,则患者可能已经有药物过量,将导致延期恢复。

✤如果观察到3～4次抽搐,那么说明患者可能肌松不充分。

（肖水明）

第十五章　抗凝作用的逆转

1. 维生素K拮抗剂(vitamin K antagonist,VKA)的逆转

- ◉华法林(双香豆素类):抑制凝血因子Ⅱ、Ⅶ、Ⅸ、Ⅹ的合成。
- ◉INR超过有效治疗范围的指导措施。
    - ✿INR为4.5～10,无出血。
        - ★暂停抗凝。
        - ★无指征用维生素K。
    - ✿INR>10,无出血。
        - ★口服或静脉注射维生素K。
        - ★应立即逆转。
- ◉逆转指征如下。
    - ✿INR升高(>2.0)。
    - ✿有活动性出血。
    - ✿需要急诊手术。
- ◉逆转流程。
    - ✿获取抗凝治疗服药病史:剂量、持续时间和用药原因。
    - ✿化验指标。
        - ★凝血功能(PT、APTT、INR)。

　　★全血细胞计数。

　　★血型和筛查。

✿停用所有抗凝剂(包括预防性的和治疗性的)。

◉治疗方法。

✿凝血酶原复合物(PCC)。

　　★凝血因子Ⅱ、Ⅶ、Ⅸ、Ⅹ,及C蛋白、S蛋白、肝素、抗凝血酶Ⅲ。

　　★由血浆提取而成、经病毒灭活的冻干粉剂含少许重组成分。

　　★30min内快速起效。

　　★输注后,无须等待即可复测INR。

✿PCC使用流程。

　　★确认有服用维生素K拮抗剂的用药史。

　　★INR>2.0(联系检验科确认结果)。

　　★开医嘱,药房发药。

✿PCC使用剂量

　　★与血浆半衰期相似,在输注PCC的同时给予5~10mg维生素K,可起持续逆转的效果。

　　★2≤INR<4:PCC 25U/kg(极量2500U)。

　　★INR4~6:PCC 35U/kg(极量3500U)。

　　★INR>6:PCC 50U/kg(极量5000U)。

　　★不要重复给药。

✿PCC使用的禁忌证。

　　★对PCC或其中的任何成分过敏,对肝素、人白蛋白过敏者。

　　★弥散性血管内凝血(disseminated intravascular coagulation, DIC)。

　　★肝素诱导的血小板减少症。

✿严重副作用。

　　★ 低血压。

　　★ 血栓形成(发生率＜1.5%)。

　　★ 病毒传播的可能。

❀ 血浆。

　　★ 样本送血库进行配型及筛查。

　　★ 需要在血库进行水浴融化(大概需要30min)。

　　★ 如果急需,则可预融低滴度A抗体的血浆(万能供血)。

　　★ 手术室紧急冰箱内的预融血浆应当随时可得。

　　★ 根据INR调整剂量。

　　★ 起始剂量为10～15mL/kg。

　　★ 持续6h。

❀ 维生素K。

　　★ 是直接逆转药物,但比血浆和PCC起效慢。

　　★ 静脉注射维生素K(6h起效),5～10mg,iv。

　　★ 需注意观察,警惕少见的过敏反应。

　　★ 口服维生素K(24h起效)极少使用。

　　备注:选择血浆或PCC应取决于需要拮抗的时间和液体量限制。PCC总量少、起效快,通常15～30min即可起效。血浆起效慢,需要的液体量大(约1000mL),心脏病患者使用可能有问题。

2. 抗血小板药物的逆转

◉ 常用抗血小板药物。

❀ 乙酰水杨酸类(阿司匹林)。

❀ 氯吡格雷。

❀ 普拉格雷。

❀ 替卡格雷。

❀ 噻氯匹定。

◉如果有下列情况,则可考虑给予逆转抗血小板药物(慎重给予)。

❀活动性出血。

❀急诊手术。

❀神经外科或神经系统急症。

◉逆转流程。

❀获取患者抗血小板治疗病史:剂量、持续时间和用药指征。

❀化验指标。

★凝血功能(PT、APTT、INR)。

★全血细胞计数。

★血型和筛查。

❀停用所有抗血小板药物(包括预防性及治疗性用药)。

❀输注1～2U血小板。

◉其他药物。

❀去氨加压素。

★可刺激释放vWF因子。

★尿毒症及血小板减少症患者亦可使用。

★剂量为0.4μg/kg,iv,时间＞10min。

3. 口服抗凝剂的逆转

◉常用口服抗凝药物。

❀达比加群酯(Pradaxa)。

★口服凝血酶抑制物。

★半衰期为12～14h,经肾代谢。

★无可靠实验室检查手段。

★凝血酶时间可能有用。

❀利伐沙班(Xarelto)。

★口服Xa因子抑制物。

★半衰期为5～9h,经肝肾代谢。

★无可靠实验室检查手段。

★抗Xa因子水平检测可能有用。

◉ **逆转方法选择原则。**

❀活性炭吸附(如果最后服药时间在1～2h,则考虑采取该方法)。

❀血液透析甚少应用。

❀凝血酶原复合物、冷沉淀、血小板、血浆、维生素K、去氨加压素、重组活化Ⅶa因子都不起作用。

❀Idarucizumab仅对达比加群酯起效。

★Idarucizumab为单克隆抗体片段,可与达比加群酯特异性结合,从而抑制达比加群酯与凝血酶结合。

★剂量为5g,静脉注射。

★如果12～24h后再次出血伴有凝血功能指标增高,则需追加一剂(5g)。

❀Andexanet仅对利伐沙班起效。

★模拟抗Xa分子结构,与Xa阻滞剂结合而起效。

★临床试验证实非常有效。

★尚未获得FDA批准。

4.肝素的逆转

◉ **常用肝素种类如下。**

❀低分子量肝素。

❀依诺肝素。

❀达肝素。

❀普通肝素。

◉ **逆转的候选条件。**

❋遇到以下三种情况可考虑逆转肝素作用(慎重考虑)。

　★活动性出血。

　★急诊手术。

　★神经外科或神经系统急症。

◉逆转流程。

　❋停止抗凝治疗。

　❋鱼精蛋白硫酸盐。

　　★最大剂量为50mg。

　　★警告:在应用鱼精蛋白过程中可能出现过敏和(或)低血压。

　　★收住监护病房密切观察。

　　★用药时间在10min以上。

　　★如果预计可能出现过敏反应,则可预先用药处理。

　　　◎氢化可的松50～100mg,静脉注射。

　　　◎苯海拉明50mg,静脉注射。

　❋低分子量肝素(仅能部分逆转)。

　　★如果在8h内用过药,则可采用以下措施。

　　　◎每1毫克依诺肝素,用1mg鱼精蛋白逆转。

　　　◎100U抗Xa达肝素,用1mg鱼精蛋白逆转。

　❋普通肝素。

　　★用肝素1h内,每100国际单位肝素,用0.5～1mg鱼精蛋白。

　　★用药15min及2～8h,复测APTT。

(索质君)

第十六章 应激性溃疡的预防

1. 总 论

◉ 由于黏膜缺血、肠道屏障功能破坏和缺血-再灌注损伤,所以危重症患者有发生应激性溃疡的风险。

◉ 危重症患者若出现应激性溃疡伴出血,则死亡率显著增加。

◉ 预防应激性溃疡可以有效降低出血的风险。

◉ 有资料表明,不加选择地预防应激性溃疡可能导致诸如呼吸机相关性肺炎和艰难梭菌结肠炎等并发症。

  ✹ 高达 1/3～2/3 的危重症患者接受了不必要的预防措施。

2. 预防标准

◉ 应激性溃疡的预防仅限于以下高风险患者。

  ✹ 机械通气时间超过 48h。

  ✹ 凝血障碍(INR>1.5,PTT>2 倍标准值,血小板计数<50×10^9/L)。

  ✹ 年龄>50 岁。

  ✹ 严重损伤[创伤严重程度评分(injury severity score,ISS)>25]。

❀肾衰竭。

❀肝衰竭。

❀多器官功能衰竭。

❀颅脑或脊髓损伤。

❀体表烧伤面积比例超过35%。

❀正在进行肝素治疗。

❀正在使用或近期使用过非甾体类消炎药或激素。

◉可以经口进食的患者不需要预防应激性溃疡的发生。

3. 管理指南

◉对需要预防应激性溃疡的高危患者应尽早开始使用药物(见表16-1),最好在入院后就开始。

◉早期肠内营养是预防应激性溃疡的最好方法。

◉充分复苏可减少应激性溃疡的发生。

◉应每天对患者进行评估。在患者转出ICU时,也应评估其发生应激性溃疡的风险。

表 16-1　常用抑制胃酸的药物

预防性药物	用药途径	剂量	注意事项
法莫替丁	口服 静脉	20mg,每12小时1次,静脉注射	有导致血小板减少症的风险;肾小球滤过率<50mL/min,剂量减少一半
泮托拉唑 或奥美拉唑	口服 静脉	泮托拉唑40mg,每日1次,静脉注射 奥美拉唑20mg,每日1次,静脉注射	影响氯吡格雷和唑类抗真菌药物的代谢

4. 药物选择

- ⊛ H_2 受体阻滞剂和质子泵抑制剂均可有效预防应激性溃疡。
- ⊛ 尽管数据有些矛盾,但目前普遍认为对 ICU 患者使用质子泵抑制剂更加有效。
- ⊛ 当患者出现急性上消化道出血时,应静脉注射质子泵抑制剂。因为质子泵抑制剂比 H_2 受体阻滞剂能更有效地预防上消化道再出血。

（程新生）

第十七章 创伤相关输血规范

1. 概 述

- 对于血流动力学稳定且没有活动性出血和急性冠状动脉缺血的患者,当血红蛋白水平降至70g/L时,开始采取输血措施是安全的。

- 大量输血是指24h内输入红细胞量≥25U。

- 及早辨识需大量输血的患者,如低血压、明显血液大量丢失、红细胞悬液输血量超过15U者。

  ✱ 用16G针头建立两条周围静脉通路或用"Cordis"导管建立静脉通道。

- 在抢救大失血时,三腔导管是不够用的。

- 立刻实施止血技术(手术室、介入室、内镜等)。

- 快速送检血型、交叉配血、凝血功能检查、血细胞计数等。

- 用iSTAT床旁检测INR,以确定是否有指征用凝血酶原复合物(prothrombin complex concentrate, PCC)。

- 如有可能,应将胸腔出血进行自体回输(详见自体输血流程)。

- 输血需预防低体温(输血加温仪,毛毯,动力充气型升温仪,祛除湿衣物或血衣物,擦干皮肤等)。

- 如果需要快速用血,可先输万能供血O⁻型血或O⁺型红细胞悬液(急诊科或手术室常规储备有15～20U)。

◉O^-型红细胞悬液应留给育龄期妇女使用。

◉其他人输O^+或O^-型红细胞悬液均可。

◉当血型鉴定结果出来,血库有该种同型血时,应该换成同型非交叉配型血或者同型交叉配型血。

◉若在手术室急需用血,则可先输A型低抗体滴度的新鲜解冻血浆(手术室应急冰箱中常规存放15U)。

◉当有关血液制品医嘱下达时,必须严格执行患者身份核对、标本和血液制品核查等所有的用血规范及流程,不能因时间紧迫而违背上述原则。

◉可考虑成分输血。

2. 成分输血

◉成分输血的目的。

✲在可以获得实验室检查结果时,成分输血有利于减缓出血。

✲若INR/aPTT异常,输血浆。

✲若血小板计数＜50×10^9/L,输1个治疗量浓缩血小板。

✲若纤维蛋白原＜100mg/dL,输冷沉淀(含Ⅷ因子、纤维蛋白原、vWB因子)。

◉经验

✲如短时间内输入红细胞悬液超过15U或有抗凝药使用史又合并活动性出血,则患者有大出血的风险。

✲首先输入15U红细胞悬液;随后,每1单位红细胞悬液配100mL血浆进行输血治疗。

✲每输15～25U红细胞悬液,应输2个治疗量 ABO/RH同型的单采血小板。

✲大量输血流程、成分输血与大量输血方案比较、大量输血方案分别见图17-1、图17-2和图17-3。

有关血制品必须由巡回护士与手术室详细沟通

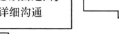

控制出血（外科/介入/内镜）。
实验室送检：
　　血型和交叉配血-粉红色管贴上患者姓名和编号快速送血库化验APTT，INR，血小板计数。
自体输血（胸腔出血）。
预防低体温（液体加温，通气加温，祛除湿冷衣物，擦干患者皮肤，充气加温毯）

1.先输O型红细胞悬液。急诊科或手术室冰箱内存有O型红细胞悬液，打开后将自动通知血库，血库将记录患者信息及用血量。
2.一旦可以获得同型未交叉血或同型交叉配型血，立即转换成这两种血

图 17-1　大量输血流程

成分输血vs.大量输血启动方案

如果有大出血表现且出血持续不止，则启动大量输血方案
（详见下述）

凝血异常：
1.APTT、INR升高。
2.血小板<50×10⁹/L。
3.纤维蛋白原<100mg/dL，输血浆和血小板

弥漫的非外科失血的出血

输Ⅶa因子

可由任一医生通过紧急电话通知血库
●血浆:红细胞比例：
○从第16单位红细胞悬液开始，按1:1配比；
○如果患者有服用双香豆素类抗凝药，则从第1单位开始即按照1:1配比；
○如果患者服用双香豆素类药物且INR>2，则考虑用凝血酶原复合物。
●血小板:红细胞比例：
○从第16单位红悬液开始，按1:10配比

1.15U ABO同型预融血浆。
2.2个治疗量浓缩血小板。
3.25U冷沉淀。
■例外情况——AB型患者可以需输低抗体滴度的A型血浆；
■复查凝血功能再决定是否追加剂量

需由有资质的医生启动
●90mg/kg rⅦa因子推荐剂量如下：

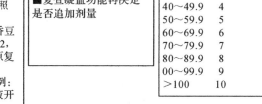

体重(kg)	小瓶(1.0mg)
10～19.9	1
20～29.9	2
30～39.9	3
40～49.9	4
50～59.9	5
60～69.9	6
70～79.9	7
80～89.9	8
00～99.9	9
>100	10

图 17-2　成分输血与大量输血方案比较

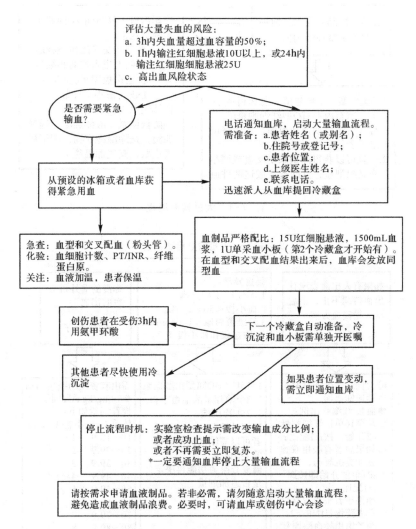

图 17-3 大量输血方案

❋ 如果患者使用过华法林,并且 INR > 2.0,需紧急逆转凝血功
能,则可予以凝血酶原复合物(详见抗凝逆转治疗章节)。

❋ 如果有氨甲环酸、重组活化凝血因子 Ⅶ(rFⅦa)、去氨加压素、6-氨基乙酸、损伤控制外科技术、局部止血材料等,也可考虑酌情使用。

3. 自体输血

- ● **自体输血的概述。**
  - ✿ 来自胸腔的出血最适宜自体回输。
  - ✿ 对有明显血胸的患者,均应考虑自体输血。
  - ✿ 收集盒在接上胸管前,应预先注射50mL枸橼酸钠溶液。
  - ✿ 自体输血在手术室、急诊科或ICU即可实施,不需特殊冲洗技术。

- ● **自体输血的流程。**
  - ✿ 在放置胸管时,注意无菌操作。
  - ✿ 收集盒在接上胸管前,应预先注射50mL枸橼酸钠溶液。
    - ★ 目的是防止血液在胸管和收集盒内形成血凝块,便于回输。
  - ✿ 在收集盒内血液>500mL时,即可开始自体血液回输。
  - ✿ 将自膨式输血袋与连接胸管的收集盒相连。
  - ✿ 按照设备上的指引,将输血袋卷曲,通过负压机制可将血液引出并充满输血袋。
  - ✿ 输血袋装满血后即可按照标准方式回输血液。
  - ✿ 血液在输进患者体内之前,需通过一个装置滤过血液。
  - ✿ 常规推荐自体输血量不超过2500mL。因为超量所添加的枸橼酸盐可能有害。在某些极端情况下,也允许大量自体输血,但需在高级医师密切关注下执行。

4. 关于"耶和华见证人"信仰患者(Jehovah's Witness)

- ● **应与患者私下交流输血的必要性。**

◉ 不要假定所有的"耶和华见证人"信仰患者都会拒绝血液制品；但总体来说，大部分"耶和华见证人"信仰患者会拒绝以下血液制品。

✽ 全血。

✽ 浓缩红细胞。

✽ 血浆。

✽ 白细胞。

✽ 血小板。

✽ 预存血的自体输血。

✽ 任何涉及血液保存技术的血液制品。

◉ 个人决定的范畴：需确认并记录患者对以下内容的个人意愿。

✽ 白蛋白。

✽ 促红细胞生成素，溶栓酶（含白蛋白）。

✽ 免疫球蛋白。

✽ 血友病患者预制品（可能含人类白蛋白）。

✽ 透析和心肺装置（非血处理）。

✽ 术中血液补救措施，如为体外循环就是不需存血的闭路系统。

✽ 术中血液稀释（未提前存血，术中将设备连接在特殊连续环路中使用）。

✽ 高血容量血液稀释。

✽ 组织粘连和局部促凝剂（如纤维蛋白胶、凝血酶等）。

✽ 器官移植和捐献。

◉ 如果患者是未成年人，按照法律，应该考虑授权输血。

◉ 一旦患者做出决定，不必反复劝说患者接受输血。

◉ 急性严重贫血可能导致严重后果。

✽ 血红蛋白水平＜5g/dL：心源性休克。

✻血红蛋白水平<3g/dL:普遍致死。

◉及早与伦理委员会及“耶和华见证人”患者与医院联络委员会取得联系。

5. 关注拒绝输血的患者

◉评估出血的风险。

✻是否有服用抗血小板或抗凝药物史?

◉快速控制外科出血。

◉直接压迫外出血,积极使用止血带,快速清创缝合。

◉若为外科原因出血,则应立即进行外科干预。

◉对部分病例可行早期介入干预,降低出血的风险。

◉对脾损伤、术后出血等病情,及早进行手术干预。

◉尽量提高氧输出,需要时可提供额外供氧。

◉减少氧气需求。

◉恰当麻醉和镇静。

◉必要时,行机械通气和使用肌肉松弛剂。

◉减少抽血时造成的医源性血液丢失。

◉只做绝对必要的血液化验。

◉用更少量样本、儿童采集装置或指尖采血等方式,检测血液样本。

◉复苏措施。

✻用晶体液和人工胶体扩容。

✻可考虑允许性低血压策略进行复苏,直至成功控制出血。

✻可考虑用肺动脉漂浮导管指导治疗。

◉纠正凝血机制紊乱。

✻维生素K。

✻抗凝血酶。

❋去氨加压素。

❋Ⅶa因子。

❋刺激红细胞生成。

❋铁剂、叶酸、维生素B_{12}、维生素C。

❋可考虑用红细胞集落刺激因子,但需要3～4d或以上才能显效。

（索质君）

第十八章　危重症患者深静脉血栓的预防

1. 临床意义

- ◉ 住院患者发生深静脉血栓的风险都很高,应该积极采取最好的方案预防深静脉血栓的发生。
- ◉ 急诊住院患者发生静脉血栓的风险增加8倍。

2. 深静脉血栓和肺栓塞发生的危险因素

- ◉ 长时间制动。
- ◉ 多发伤,尤其下肢骨折、脊柱骨折、骨盆骨折和严重的颅脑损伤。
- ◉ 大手术(尤其腹部、骨盆及下肢手术)后。
- ◉ 恶性肿瘤。
- ◉ 脑卒中。
- ◉ 有深静脉血栓病史。
- ◉ 心功能不全。
- ◉ 最近3个月有住院史。
- ◉ 静脉曲张。
- ◉ 炎症性肠病。

◉ 妊娠或使用激素。

◉ 肾脏疾病。

◉ 年龄＞40岁。

◉ 肥胖。

◉ 感染。

◉ 留置中心静脉导管。

◉ 先天性或后天性血栓性疾病。

3. 预防方法

◉ 间歇性充气加压装置(intermittent pneumatic compression，IPC)。

✿ 间歇性充气加压装置通常不会导致出血并发症。

✿ 优于不采取任何预防性措施。

✿ 已经证实，间歇性充气加压装置可使已经采用药物预防深静脉血栓的患者更加受益。

✿ 如果患者因骨折或其他受伤原因导致不能在下肢应用间歇性充气加压装置，则可以考虑在上肢应用。

◉ 低剂量普通肝素(low dose unfractionated heparin，LDUH)。

✿ 每8小时皮下注射5000U。

✿ 通常从入院时即开始应用，直至患者可以自由活动或出院。

✿ 为避免发生肝素诱发血小板减少症(heparin-induced thrombo cytopenia，HIT)，应密切监测血小板计数。

✿ 对重症监护病房的危重症患者首选该方法。因为一旦出现出血并发症，应用该方法就可以迅速被逆转。

◉ 低分子量肝素(low molecular weight heparin，LMWH)。

✿ 依诺肝素每天40mg或每12小时30mg皮下注射(创伤患者每日2次的方案可能更有效)。

✿ 达肝素钠每天 5000U 皮下注射。

✿ 对体重小于 45kg、肥胖或有肾功能损害的患者,需调整低分子量肝素的用量。

✿ 血浆抗 Xa 水平有助于明确患者的滴定剂量。

✿ 低分子量肝素没有拮抗剂。

✿ 低分子量肝素可以诱发血小板减少症,但与低剂量普通肝素相比,发生概率更低。

✿ 在患者出现肝素诱发血小板减少症时,磺达肝癸钠(Xa 因子拮抗剂)可作为替代药物(2.5mg,每天 1 次,皮下注射)。

  ★ 目前,尚无充分的资料支持常规使用磺达肝癸钠,但该药可能与低分子量肝素有相同的功效。

◉ 凝血酶抑制剂和 Xa 因子抑制剂已经作为新的治疗药物被批准用于深静脉血栓的预防。利伐沙班、依度沙班、阿哌沙班(Xa 因子抑制剂)和达比加群酯(凝血酶抑制剂)已经在美国批准上市。但这些药物不应用于重症监护病房危重症患者预防深静脉血栓。

4. 创伤患者

◉ 预防深静脉血栓的药物。

✿ 对于创伤患者,低分子量肝素比低剂量普通肝素更有效。

✿ 对于没有颅内出血的创伤患者,在受伤后 36h 内给予药物预防深静脉血栓是安全的。

✿ 对于稳定的颅脑或脊髓创伤患者,可在 48～72h 给予药物预防深静脉血栓,除非有凝血功能障碍或不能控制的出血等特定情况。

  ★ 应在开始药物治疗前,与神经外科医师讨论决定是否应用药物。

❋ 对于病情稳定、未经手术治疗的实质脏器损伤患者,可在受伤24h后给予预防性药物。

◉ **其他预防深静脉血栓的方法。**

❋ 应尽早使用预防性药物,并反复与主管医师评估和讨论。

❋ 考虑到低剂量普通肝素可以迅速被逆转,危重患者应首选低剂量普通肝素。

❋ 对于有肝素诱发血小板减少症病史的患者,应考虑用其他替代抗凝治疗或下腔静脉滤器。

❋ 下腔静脉滤器应该个体化使用,并应当与主管医师讨论后决定。

★ 下腔静脉滤器并不能降低(或许还会增加)发生深静脉血栓的风险。如果没有抗凝禁忌证,应同时使用低分子量肝素。

★ 如果患者制动的时间或抗凝禁忌证是暂时的,则应考虑使用可移除的下腔静脉滤器。

❋ 没有证据表明应用加压超声技术常规监测深静脉血栓是有益的。

(程新生)

第十九章　危重症患者静脉血栓栓塞的诊断和治疗

1. 概　述

- ◉急性深静脉血栓和肺栓塞是同一疾病过程的两种不同表现，常常统称为静脉血栓栓塞症。
- ◉D-二聚体检测在深静脉血栓患者中的意义。
  - ✿D-二聚体是一种纤维蛋白降解产物。静脉血栓形成时，D-二聚体水平通常会升高。
  - ✿当D-二聚体水平>500μg/L时，有临床意义。
  - ✿D-二聚体水平升高不仅会在静脉血栓形成时出现，而且在恶性肿瘤、创伤或手术后的最初几天、高龄、弥散性血管内凝血、败血症以及在妊娠中晚期也可能升高。
  - ✿急性静脉血栓时，D-二聚体的诊断特异性较差。
  - ✿检测D-二聚体是为了排除静脉血栓形成。
  - ✿D-二聚体检测阴性并不能排除高危人群有深静脉血栓；如果患者发生深静脉血栓的可能性较小，并且D-二聚体水平低于500μg/L，则不需行超声或CT血管检查，可以排除静脉血栓形成。

2.深静脉血栓形成

- 威尔斯评分:计算方法如下。出现如下任何一种情况记1分
  (3分及以上为高风险,1~2分为中风险,小于1分为低风险)。
  - ✤ 恶性肿瘤进展期。
  - ✤ 四肢瘫痪、麻痹或石膏固定。
  - ✤ 卧床时间超过3d或最近4周内做过大手术。
  - ✤ 深静脉分布区域局部疼痛。
  - ✤ 下肢完全肿胀。
  - ✤ 病变小腿肿胀较正常侧超过3cm。
  - ✤ 凹陷性水肿。
  - ✤ 浅静脉扩张。
- 诊断性检查。
  - ✤ 如果患者发生深静脉血栓的可能性较小,并且D-二聚体水
    平<500μg/L,则不需行超声或CT血管检查,可以排除静脉
    血栓形成。
  - ✤ 加压超声可用于深静脉血栓形成的诊断。

3.深静脉血栓的治疗

- 对没有禁忌证的所有深静脉近端血栓(髂静脉、股静脉、膝静
  脉)患者,都应行抗凝治疗。
- 有些深静脉远端血栓(小腿静脉)也可能需要抗凝治疗。
- 抗凝的绝对禁忌证如下。
  - ✤ 活动性出血。
  - ✤ 严重凝血障碍。
  - ✤ 血小板计数低于50×10^9/L。
  - ✤ 近期有手术史或有计划手术或接受急诊手术。

✤近期有严重创伤。

✤有颅内出血史。

✤有肝素诱发血小板减少症病史。

◉抗凝的相对禁忌证如下。

✤胃肠道毛细血管扩张症引起反复出血。

✤颅内或脊髓肿瘤。

✤伴有严重高血压的腹主动脉巨大血管瘤。

✤稳定的主动脉夹层。

✤肢体远端有抗凝适应证时(膝以下)。

◉当无症状的患者出现如下危险因素时,应给予抗凝治疗。

✤不明原因的深静脉血栓。

✤D-二聚体水平＞500μg/L。

✤静脉血栓广泛形成(长度超过5cm,直径超过7mm)。

✤深静脉近端血栓形成。

✤存在持续和(或)不可逆的危险因素,比如恶性肿瘤进展期。

✤有深静脉血栓或肺栓塞病史。

✤长期卧床患者。

◉合并某些症状的患者,如果出血风险很低,则应予以治疗。

✤当远端肢体存在孤立的深静脉血栓,有症状,并有可能进展
为近心端深静脉血栓时。

✤有可能是肺栓塞来源的深静脉血栓,虽然概率极小。

◉抗凝治疗。

✤对重症监护室的危重症患者,应优先使用普通肝素,因为其
方便监测且作用可以迅速被逆转。

★为严重肾衰竭患者的首选。

★肝素使用的量一般以维持APTT基础值的1.5～2.5倍,或
维持在APTT的正常上限为宜。

★ 应定期监测血小板计数,以监测发生血小板减少症的可能性。

★ 当出现严重的肝素相关性血小板减少症时,应停止应用肝素,并监测相关指标。

✿ 对于 ICU 内病情稳定的患者,可以选择低分子量肝素进行抗凝。

★ 低分子量肝素同样是恶性肿瘤进展期患者和妊娠期妇女的一线抗凝药物。

★ 低分子量肝素比普通肝素半衰期长,并且效果稳定,大多数患者在使用时不需要监测。

★ 对于肥胖患者或妊娠期妇女,常规用药可能剂量不足,使用时应监测抗 Xa 水平。

★ 皮下注射后 4h 测定抗 Xa 水平。如果每天注射 2 次,那么低分子量肝素的剂量应该达到 0.6~1.0U/mL;如果每天注射 1 次,则剂量为 1.0~2.0U/mL。

✿ 对早期(小于 14d)出现近端下肢肿大、伴有严重肿胀症状的髂股静脉血栓形成及影响肢体存活的缺血(比如股青肿)等情况,应考虑溶栓治疗。

★ tPA:静脉应用 100mg,至少持续 2h。

★ 链激酶:静脉注射链激酶 25 万 U,至少持续 30min,然后每小时注射 10 万 U,维持 24~72h。

4. 下腔静脉滤器

◉ 对于急性近端深静脉血栓有抗凝禁忌证的患者,以及证实下肢深静脉血栓但经抗凝治疗仍然反复发生肺栓塞的患者,应考虑应用下腔静脉滤器(见图 19-1)。

◉ 下腔静脉滤器本身可增加深静脉反复发生血栓的风险,因此除非存在禁忌证,否则应同时给予抗凝治疗。

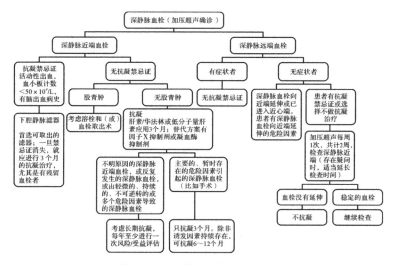

图 19-1　深静脉血栓处理方案

5. 肺栓塞

◉ **肺栓塞的诊断。**

✽ 临床症状如下。

★ 常见症状：心动过速、呼吸急促、胸腔疼痛、咳嗽、呼吸困难。

★ 少见症状：心肺衰竭（低血压、缺氧，大约在8%的患者中出现）。

✽ 实验室检查结果。

★ 常规实验室检查示肺栓塞患者白细胞计数增多、血沉高、乳酸脱氢酶和门冬氨酸转移酶水平升高，但均无特异性。

★ 动脉血气分析可能表现为低氧血症、呼吸性碱中毒和低碳酸血症。

★ 中重度肺栓塞患者中，30%～50%可有肌钙蛋白水平升高（表明右心室功能障碍）。

★肌钙蛋白水平可以用来评估肺栓塞患者的预后。与心肌梗死导致的肌钙蛋白长时间升高不同。肺栓塞时,肌钙蛋白水平通常在40h内恢复正常。

◉ **心电图表现。**

✿疑似肺栓塞的患者,心电图常常出现异常,但没有特异性。

✿最常见的表现是心动过速,及非特异性的ST段和T波变化(70%)。

✿肺栓塞典型表现,例如 $S_1Q_3T_3$、右心室劳损、不完全的右束支传导阻滞,并不常见(少于10%)。

✿肺栓塞患者心电图异常与预后不良有关。

　★心房纤颤。

　★心动过缓(每分钟低于50次)或心动过速(每分钟超过100次)。

　★右束支传导阻滞。

　★Q波异常(Ⅱ、Ⅲ和aVF导联)。

　★ST段改变和T波倒置。

　★典型表现为 $S_1Q_3T_3$。

◉ **影像学表现。**

✿胸片:可能表现为正常,也可有非特异性的改变,比如肺不张、胸腔积液、心脏增大、肺边缘出现楔形阴影区及肺血管影中断、远端肺组织低灌注。

✿超声评估下肢深静脉血栓:大多数肺栓塞与下肢深静脉血栓没有相关性。

✿肺通气/灌注扫描:对疑有肺栓塞但不能做肺动脉造影(比如肾功能不全和造影剂过敏),胸片又是正常的患者(无明显肺炎或肺不张),应考虑此项检查。

　★肺通气/灌注扫描呈现高比值,可有效诊断肺栓塞;而正常的肺通气/灌注结果几乎可以排除肺栓塞。

★其他的情形(中低比值)不具有诊断特异性。

✿超声心动图:在大面积肺栓塞患者中可以显示右心室扩张;在罕见情况下,可发现右心室或肺动脉血栓。

✿CT肺动脉造影:是诊断肺栓塞最确定和最实用的工具。

6. 肺栓塞的治疗

◉肺栓塞的治疗原则。

✿通过给氧、机械通气和给予血管活性药物,稳定患者的情况。

✿对高度怀疑肺梗死的患者,如果没有较高的出血风险,在明确诊断之前,可以进行诊断性抗凝治疗。

✿采取何种治疗干预方案,取决于肺梗死患者的血流动力学及呼吸功能是否稳定。

★血流动力学稳定的患者(见图19-2)。

　◎大约92%的肺梗死患者属于这一类。

　◎低分子量肝素和普通肝素治疗肺梗死同样有效。

　　❋对于可能需要快速拮抗抗凝效应的患者,优选普通肝素。

　◎血流动力学稳定的患者不能从溶栓中获益。

★血流动力学不稳定的患者。

　◎大约8%的肺梗死患者血流动力学不稳定或严重缺氧。

　◎床边超声心动图可以显示右心室负荷过重,有时可以发现右心室或肺动脉血栓,有助于开始进行全身溶栓的经验治疗。

　◎低血压可以通过静脉注射少量(500~1000mL)生理盐水来治疗。如果血压没有得到改善,则可使用血管活性药物。

　　❋去甲肾上腺素有效且很少引起心动过速,是最常用的血管活性药物。

　◎当单纯氧疗不能改善缺氧症状时,应考虑机械通气。

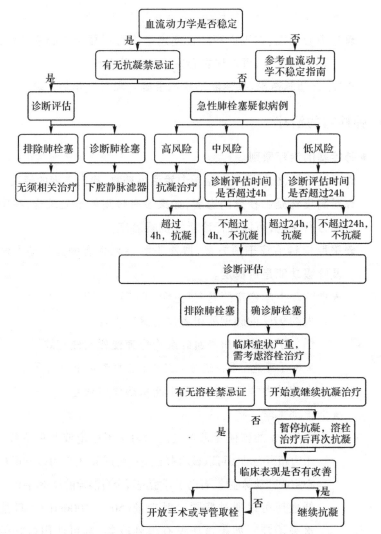

图19-2 血流动力学稳定的可疑肺栓塞患者处理方案

◎对于血流动力学不稳定的患者,如果没有禁忌证,应给
予溶栓。

❀对于心肺复苏、严重缺氧、右心室功能不全、广泛血

　　栓形成（肺通气/灌注扫描发现大面积的灌注缺损或CT发现广泛栓塞）的患者，也应进行溶栓处理。

❈溶栓方式有全身溶栓或导管定向溶栓。

❈导管定向溶栓的剂量更小，出血风险也更低。

❈全身性溶栓方案如下。tPA剂量：静脉应用100mg持续2h，或最初30min内静脉应用链激酶25万U；在随后的24～72h内，每小时静脉应用10万U。

❈溶栓后应进行抗凝治疗。

　　◇当APTT未超过正常值上限2倍时，应该再次使用肝素，无须负荷剂量。

❈全身性溶栓的绝对禁忌证和主要禁忌证如下。

　　◇颅内肿瘤。

　　◇颅脑或脊髓在近期（2个月内）接受过手术及遭受过创伤。

　　◇有出血性脑卒中病史。

　　◇有活动性出血或有出血倾向。

❈全身性溶栓的相对禁忌证如下。

　　◇严重的顽固性高血压（收缩压超过200mmHg，舒张压超过110mmHg）。

　　◇有出血性脑卒中病史但时间间隔超过3个月。

　　◇最近10d内接受过外科手术。

　　◇妊娠期妇女。

◎对有溶栓禁忌证或溶栓不成功的患者，应考虑行血栓取出术。

❈血栓取出术有开放手术取栓术或导管取栓术。

（程新生）

第二十章　创伤相关超声技术的应用

1. 超声基础设置及操作

- 选择恰当的探头。线阵探头用于血管,心脏探头用于创伤重症超声评估(focused assessment with sonography for trauma,FAST)和心脏检查。
- 用足够量的水溶性润滑剂。
- 紧贴患者皮肤。
- 用探头粗略探查发现需要的视窗,然后细微调动优化该视窗内图像。
- 将探头一侧标记向上,确保探头方向正确。
- 每次检查均需根据图像来调整探测深度和增益。

  ✿胸骨旁长轴深度一般为12mm,而FAST需要更深。

2. FAST检查

- 对于钝性损伤,用于探查低血压患者是否伴有腹腔内游离液体和心包积液。
- 对于穿透伤,主要用于探查是否有心包积液。
- FAST检查的内容。

✿右上区[右上象限(right upper quadrant,RUQ),Morrison 间隙]。

✿左上区[左上限(left upper quadrant,LUQ)]。

✿耻骨联合上区。

✿剑突下区(含下腔静脉)和胸骨旁长轴切面。

✿在 RUQ 和 LUQ,主要观察肝肾间隙和脾肾间隙(液性暗区提示腹腔积液)。肾、肝、脾撕裂伤也可被发现。

◉FAST检查过程如下。

✿把机器调整为腹部或FAST模式,用心脏探头检查。

✿探头标点应朝向患者头部。

✿腹部探查常从 RUQ 探查 Morrison 间隙开始,相对独立,阳性率高(比LUQ图像更易获取)。

✿如果 RUQ 检查阳性,则不必再查腹腔内其他区域,检查者可直接检查胸骨旁长轴切面和剑突下评估心包。

✿在做胸骨旁长轴切面时,探头按钮应朝向右肩对角线方向(指向左下区)。

✿左心室在屏幕左侧,左心房在屏幕右侧。

✿心包积液表现为在降主动脉上方心包高回声(靠近探头)区域内的黑色条带状低回声影。

✿胸腔积液可在降主动脉下方探及。

✿做剑突下切面时,探头标点应朝向患者右侧。

◉eFAST(扩大 FAST,extended FAST)包括用线阵血管探头评估肺滑动征(蚂蚁行军征)。

✿无上述表现提示气胸。

3.心脏检查

◉心脏检查应包括胸骨旁左心室长轴切面、胸骨旁左心室短轴切面、心尖四腔心切面和剑下四腔心切面。

◉ 将超声诊断仪工作模式设定为心脏检查模式,并用心脏探头开始检查。

◉ 在做胸骨旁左心室长轴切面时,探头底部应朝向患者右肩,探头位于左侧胸骨第3~5肋间。

◉ 当胸骨旁左心室长轴切面显示良好时,旋转探头,标点指向患者左肩,即可获取胸骨旁左心室短轴切面图像。

✿ 将探头尾端慢慢向患者足侧倾斜,即可在短轴切面显示左心室后侧、二尖瓣和主动脉瓣起始部。

✿ 将探头尾端慢慢向患者头侧倾斜,即可显示左心室心尖。

◉ 把探头放在PMI位(一般位于左侧第4~5肋间乳头外侧)即可得到四腔心切面图像。

◉ 在PMI位把探头尾侧向患者足侧倾斜,即可得到五腔心切面图像。

◉ 在剑突下,把探头标点朝向患者左侧腹,即可得到剑下切面图像。

◉ 探头应在剑突正下方或轻微偏向右侧。

◉ 心尖应该正指屏幕右侧。

◉ 获得剑下四腔心切面,然后将探头逆时针旋转90°,旋转过程始终显示右心房,即可显示下腔静脉。

✿ 看到下腔静脉连接右心房便可确认是下腔静脉,而不是主动脉。

◉ 如果可以,外展患者左上肢,打开肋间隙后,更易获取各个切面图像。

4. 心脏指数测定

◉ 左室每搏量(stroke volume, SV)＝左室流出道(left ventricular

out-flow tract, LVOT) 面积 × 左室流出道血流速度积分 (velocity time integral, VTI)。

✤ 测量LVOT面积:取胸骨旁长轴切面,收缩中期冻结画面,于主动脉瓣根部测量左室流出道内径,可获得LVOT面积。

✤ 测量VTI:取心尖五腔切面,在主动脉瓣口正上方采用脉冲多普勒,然后以100mm/s的速度扫描,记录VTI。

★ LVOT测量的错误均会在后续计算中被平方。

★ 对每个ICU患者,在后续检查中应采用同样的LVOT测量数据。

★ 在用脉冲多普勒测量时,尽量将超声声束与血流方向保持一致(任何成角均可能导致低估SV)。

◉ 右室收缩压(right ventricular systolic pressure, RVSP)= 右室压 + 右房压。

✤ 右心室测量(right ventricular, RV)用连续多普勒扫描测得三尖瓣反流最大速度,然后用伯努利公式计算($P = 4V^2$)。

✤ 右心房测量(right atrial, RA)基于下腔静脉大小估测。

✤ 在心尖四腔心切面可通过用彩色多普勒成像确定三尖瓣反流程度。

✤ 将连续脉冲多普勒探测点放在三尖瓣反流中心处。

✤ 通过多普勒频谱,可测量最大流速。

✤ 用下腔静脉大小估算右房压(直径 < 17mm,塌陷率 > 50%,RA = 5mmHg;直径 > 17mm,塌陷率 > 50%,RA = 10mmHg;直径 > 17mm,塌陷率 < 50%,RA = 15mmHg;直径 > 17mm,无塌陷,RA = 20mmHg)。

5. M型超声特殊检查(计算RVSP)

◉ 按EXAM按键,选择心脏检查,确认方向标记位于屏幕右侧。

◉ 按PATIENT按键,选择新建检查,输入患者信息。

◉选择 CARDIAC 检查模式。

◉选择 DONE。

◉获取心尖四腔心切面,在屏幕中间标记右心室(尽量减小遮挡角度)。

◉按 COLOR 键,把彩色多普勒直接框在三尖瓣区。

◉调整探头,找到三尖瓣反流最大面积(红色代表迎向探头,蓝色代表远离探头)。

◉按 DOPPLER 键,确认屏幕右下方已选择连续脉冲多普勒(屏幕中会显示菱形标志)。

◉根据彩色多普勒框内颜色,将彩色多普勒光束放在最大反流处。

◉再次按 DOPPLER 键,得到多普勒轨迹界面。

✽将探头调整到最佳位置,以测得三尖瓣反流最大流速。

◉按 FREEZE 键,然后按 CALCS 键。

◉按 TR 键,然后用触摸屏调整光标位置,得出 TR 曲线。

◉超声诊断仪会基于伯努利原理自动计算 RVSP,并在屏幕底部显示结果。

◉RVSP 加上 RAP 即为肺动脉收缩压。

6. M 型超声特殊检查(计算 SV 和 CO)

◉按 EXAM 按键,选择心脏检查,确认起始标记位于屏幕右侧。

◉按 PATIENT 按键,选择新建检查,输入患者信息。选择 CARDIAC 检查模式。

◉屏幕上选择 DONE。

◉获取胸骨旁左心室长轴切面,在收缩中期按 FREEZE 键(主动脉瓣开放时)。

◉按 CALIPER 键,用标尺测量左室流出道"波峰到波峰"距离,从而测定 LVOT 直径。

● 取心尖五腔心切面,使主动脉瓣区在屏幕中间(尽量减小遮挡角度)。

● 按 DOPPLER 键,在屏幕右下角选择脉冲多普勒(屏幕中显示两条平行线)。

● 把脉冲多普勒标放在主动脉瓣上的 LVOT 区域。

● 再次按 DOPPLER 键,用超声探头获取主动脉瓣口最大喷射波形。

● 按 FREEZE 键。

● 按 CALCS 键,选择 AV,然后选 VTI。

● 把光标放在基部,记录主动脉喷射曲线(见图 20-1~图 20-3)。

● 按 SELECT 键,然后按 SET 键。

● 得出 AV VTI,乘以 LVOT 直径即为心排血量。

● SV×HR=CO。

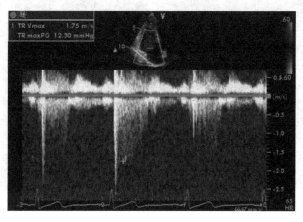

图 20-1　三尖瓣反流最大速度测定。注意光标位于最大速度处

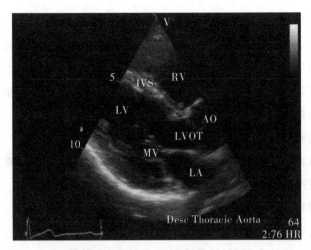

图20-2　胸骨旁长轴切面：RV＝右心室，LV＝左心室，LA＝左心房，MV＝二尖瓣，AO＝主动脉根部，IVS＝室间隔，LVOT＝左室流出道

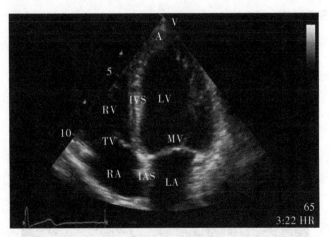

图20-3　心尖四腔心切面：LV＝左心室，RV＝右心室，LA＝左心房，RA＝右心房，IVS＝室间隔，IAS＝房间隔，TV＝三尖瓣，MV＝二尖瓣，A＝心尖

（索质君）

第二十一章　复苏性主动脉血管腔内球囊阻断技术(REBOA)的应用

1. 背　景

- 复苏性主动脉内球囊阻断技术(resuscitate endovascular balloon occlusion of the aorta,REBOA)通过股动脉径路,在胸主动脉段放置阻断球囊导管;充盈球囊后,机械性阻断主动脉而起到复苏效果。
- 对于低血压患者,球囊阻断后可减少球囊平面以下部位的失血,同时可增加对心脑脏器的血供。
- 减少复苏所需总循环液体量。
- 可在急诊科或手术室实施。
- 并非确定性治疗,而是争取急诊介入或手术治疗时间的过渡性手段。
- 常需介入医师合作完成。

2. 指　征

- 严重低血压。
- 多系统严重钝性损伤,考虑合并膈肌以下部位严重损伤,如骨盆骨折。

◉ 在膈肌以下平面严重穿透伤合并重度低血压,外科手术不能立即实施时,也可应用该技术。

◉ 不适用于心搏骤停患者。

3. 物　品

◉ 所需物品应提前充分准备,打包放置在抢救室固定位置,便于获取。

4. 技术要点

◉ 准备工作如下。

✽ 要有通用的常规预防措施。

✽ 不能取代抢救措施,但是可以作为积极持续抢救的辅助措施。

✽ 右侧或左侧股动脉入路均可,注意避免以前其他器械使用过的穿刺点。

✽ 术者打开导管包,测量导管放置深度。应将管头放在胸骨中段,测量到腹股沟区穿刺点的距离,用配备的记号笔在导管外标记长度,然后交给助手备用。

✽ 术者在超声引导下用微创穿刺技术建立股动脉通道。

✽ 助手用注射器抽取造影剂,推入气囊,测试其完整性,然后完全回抽。

✽ 助手打开并准备导丝和外鞘管。

◉ 插管方法如下。

✽ 术者扩大动脉入口,直至5Fr外鞘管可以插入。

✽ 术者序贯插入0.035/145导丝、5Fr/100cm直头超滑导管和0.035in/145cm超硬导丝。

✽ 术者扩大动脉入口,直至14Fr外鞘管可以插入。

✿术者插入导管直至外部标记点＋外露的外鞘管长度。

✿术者充盈气囊,至感觉阻力中等为止,约10～20mL,观察血流动力学反应。

✿助手记录气囊充盈时间。

✿如有条件,拍片确认气囊位置。

◉排空气囊操作要点如下。

✿根据患者反应决定是否排空气囊,直至拔除导管。

✿警惕:在气囊部分排空时,导管可能发生移位。

✿如果骨盆骨折,准备行介入手术,则可以拔掉导管,而外鞘管可保留做介入操作。如果不拔除导管,就应考虑对侧穿刺建立动脉通道。

（索质君）